Bärbl Buchmayr | Evelyn Deutsch | Marlene Fink

AROMAPFLEGE HANDBUCH

Leitfaden für den Einsatz ätherischer Öle in Gesundheits-, Krankenpflege- und Sozialberufen

- Grundlagenwissen der Aromapflege
- Anwendungsmöglichkeiten ätherischer Öle
- Organisation der Aromapflege im Pflegealltag
- Rechtsgrundlagen für den Einsatz in der Pflege
- Beschreibung wichtiger ätherischer Öle
- Erfahrungsberichte

VERLAG GRASL

Die Autorinnen haben größte Mühe darauf verwandt, dass die pflegerischen Angaben dem jeweiligen Wissensstand bei der Fertigstellung des Werkes entsprechen. Da jedoch die Pflege als Wissenschaft ständig im Fluss ist und menschliche Irrtümer sowie Druckfehler nie völlig auszuschließen sind, übernehmen die Autorinnen und der Verlag keine Haftung für Schäden jedweder Art, die direkt oder indirekt bei der Anwendung der in diesem Buch vorgestellten Pflegemaßnahmen entstehen können. Daher werden Sie als AnwenderInnen gebeten und darauf hingewiesen, in Eigenverantwortung alle Angaben auf ihre Richtigkeit zu überprüfen.

1. Auflage 2007

ISBN 978-3-200-01024-6

Coverfoto: Katharina Ziegler
Redaktionelle Unterstützung: Margret Demleitner, Birgit Radnoti, Sissy Stümpke
Lektorat: Heinrich Bülles, Christine Fuchs
Artdirektion: Thomas Grasl
Satz: Agentur Grasl
Vertrieb: Verlag Grasl
Bildnachweis: siehe Seite 111

Anregungen, Bestellungen und Zuschriften an:

Verlag Grasl
Alte Straße 15
A-6600 Pflach/Tirol
Tel.: 0043/(0) 664/ 41 52 691
Fax: 0043/(0) 1/ 406 02 02
Email: info@grasl.cc

Gedruckt in Österreich

DANKSAGUNG

Da es uns nicht möglich ist jeden zu erwähnen, der an der Entstehung dieses Buches mitbeteiligt war, möchten wir uns auf diesem Weg bei allen bedanken, die uns mit Wissen und Kommentaren geholfen und mit vielen Diskussionen und Anregungen unterstützt haben.

Wir sagen allen DANKE, die immer da waren wenn wir Hilfe gebraucht haben und uns ermutigt haben weiter zu machen.

Besonders Ernst, Gerry und Thomas - DANKE für die viele Geduld und Unterstützung in den letzten Monaten. Ohne euer Verständnis hätten wir es nicht geschafft!

So freuen wir uns mit Dir/Ihnen dieses Buch heute in Händen halten zu dürfen. Wir hoffen auf Anregungen, Kommentare und neue Ideen, damit wir professionell mit der Aromapflege die Zukunft der Gesundheits- und Krankenpflege prägen, bereichern und verbessern können.

Vielen herzlichen Dank

Barbl Buchmayr, Evelyn Deutsch und Marlene Fink

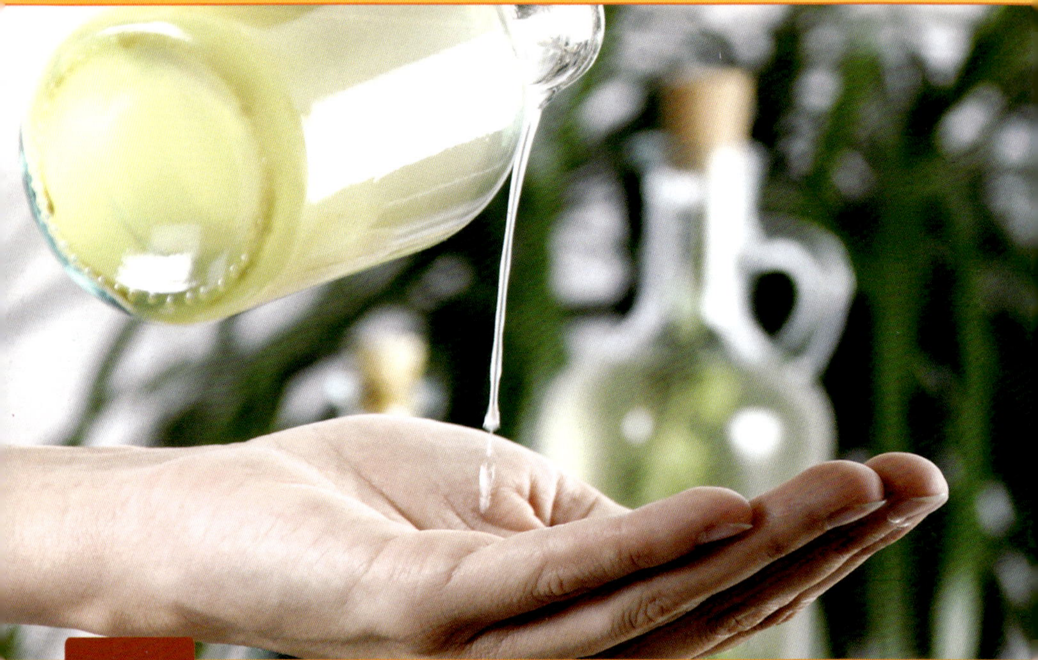

VORWORT

➤ Univ.-Prof. Dr. Jürgen Osterbrink

Jean-Baptiste Grenouille, der Romanheld von Patrick Süskind´s Roman „Das Parfum", kennt die Welt der Gerüche. Was andere sehen, erschnuppert er, und sprechen lernt er nur durch die Nase. Dinge, die man nicht riechen kann, kann er nicht benennen. Grenouille mischt Essenzen, kreiert Parfums, Puder, erlernt den Prozess des Destillierens - und ist erstaunt, dass er dadurch immer noch nicht alle Gerüche in einen Flakon bannen kann. Grenouille versucht erstmals, einen Menschengeruch künstlich zu imitieren - mit dem größten Erfolg, allerdings nur kurzfristig – zumindest für Jean-Baptiste!

Die Aromatherapie jedoch findet ihren Anfang bereits lange vor Jean-Baptiste. Bereits im 5. Jahrhundert vor Chr. wurde von Herodot über ein Destillierverfahren berichtet, mit dem Terpentin gewonnen wurde. 1240 v. Chr., als die Juden aus Ägypten auszogen, nahmen sie nicht nur die kostbaren Harze und Öle, sondern auch das Wissen um ihre Verwendung mit. Das Wissen gelangte zunächst in den gesamten arabischen Raum und wurde dort bald an extra dafür eingerichteten Schulen gelehrt. Von Heilkundigen und Priestern wurden Düfte oft zu Heilzwecken oder für kultische Handlungen verwendet. Der Lavendel wurde erstmals von Hildegard von Bingen in einem Buch, zusammen mit vielen anderen heimischen Kräutern, die der ganzheitlichen Heilweise dienten, erwähnt. Aufgrund ihrer Beobachtungen konnte sie den Zusammenhang zwischen seelischem Wohlbefinden und körperlichem Wohlsein beschreiben. Der Salzburger Paracelsus (1493 - 1541) widmete sich eingehend der Wirkung und Gegenwirkung von ätherischen Ölen.

Warum braucht es denn dann noch ein Buch, das sich mit therapeutisch wirksamen Aromen beschäftigt, wo doch eigentlich alles über diese seit Jahrhunderten angewendete komplementäre Maßnahme bekannt und publiziert sein dürfte? Ich vermute, dass Pflegende wie auch Ärzte es verlernt haben, die Wurzeln ihrer Profession in tagtägliche Handlungen zu integrieren, weil immer neue Strömungen die Wurzeln verdecken mögen. Aus diesem Grunde ist es erforderlich, interprofessionell, gemäß der therapeutischen Erfordernisse des einzelnen Patienten, neben wirksamsten Medikamenten zu überdenken, ob die Anwendung von Aromen als Komplementärmaßnahme einbezogen werden soll – oder aber auch nicht. Für den Patienten auf der Intensivstation ist es zum Beispiel sicherlich sinnvoll, in einer bestimmten Krankheitsphase belebende und beruhigende Waschungen durch professionell Pflegende zu erfahren.

In den deutschsprachigen Ländern sterben fast 70% der Bevölkerung an malignen Erkrankungen und/oder Herz-Kreislauferkrankungen. Daher ist es wichtig zu erwägen, inwieweit auch die Anwendung von Aromen als fester Bestandteil der pflegerischen Leistung von fachweitergebildeten Gesundheits- und Krankenpflegender im Krankenhaus, im Altenheim, im Hospiz oder im häuslichen Umfeld integriert werden kann.

Pflege wird weltweit bereits seit über 100 Jahren an Universitäten gelehrt. Evidenced Based Nursing beschreibt und beurteilt pflegerische Techniken und Anwendungen auf ihre Wirksamkeit in der Pflege und ist seit 10 Jahren fester Forschungsbestandteil an forschenden Institutionen. Daher wäre es erforderlich, auch die o.g. Wurzeln abermals auf Wirksamkeit mit heutigen Methoden zu überprüfen. Bis dies realisiert werden kann, ist es meines Erachtens sinnvoll, gemeinsam mit anderen Professionen, die patientennah tätig sind, Übergangslösungen, die das Wissen unserer alten Lehrer wie Paracelsus integrieren, festzulegen.

Dieses Buch möge dazu beitragen, dass an den Orten, wo professionelle Pflege stattfindet, die Integration von komplementären Maßnahmen intensiviert wird. Somit wächst neben dem Erfahrungswissen, auch wissenschaftlich begleitet, der Anteil beweisgestützter Pflege.

Salzburg, im Sommer 2007

Univ.-Prof. Dr. Jürgen Osterbrink
Paracelsus Medizinische Privatuniversität, Salzburg
Institut für Pflegewissenschaft
Vorstand

▶ DGKS Christine Ecker

Die aromatischen Essenzen, wie sie in der Aromapflege verwendet werden, sind, nachdem sie lange Jahre vernachlässigt wurden, wieder zu einem wichtigen Element der ganzheitlichen Gesundheitsversorgung geworden. Durch verschiedenste Anwendungen der ätherischen Öle wird der Körper zur Selbstregeneration angeregt, dies ist Teil der mehr als achttausend Jahre alten Tradition der Naturheilkunde.

Aromapflege selbst ist eine Methode, die immer ganzheitlich wirkt, Seele, Geist und Körper gleichermaßen gut tut. Es ist allerdings im höchsten Maße wichtig diese Anwendungen auch zu können um die Wirkungsweise, die richtige Anwendung, die Dosierung, die notwendige Qualität der Öle, aber auch die Gefahren abschätzen zu können. Aus diesem Grunde ist eine fundierte Fortbildung und gute Literatur unerlässlich. Speziell im Pflegebereich ist auch auf die Einhaltung der gesetzlichen Bestimmungen zu achten.

Durch dieses Buch wurde wieder einmal die Fachkompetenz der Pflege durch die Autorinnen hervorgehoben und fundiertes Wissen den Pflegefachkräften zur Verfügung gestellt.

Dem Österreichischen Gesundheits- und Krankenpflegeverband ist es ein Anliegen, dass das Wissen der Aromapflege vertieft und verbreitet wird.

Wien, im August 2007

DGKS Christine Ecker
MBA, MAS , Hygienefachkraft
Präsidentin des Österreichischen Gesundheits- und Krankenpflegeverbandes

▸ DGKS Cäcilia Petek

Aromapflege ist eine wunderbare Kunst, da sie immer ganzheitlich wirkt, Körper, Seele und Geist wohl tut. Kunst kommt aber von Können – deshalb sollten Pflegepersonen welche die Aromapflege als komplementäre Pflegemaßnahme in die professionelle Pflege integrieren, eine umfassende Fortbildung bzw. Ausbildung dazu absolvieren. Ätherische Öle haben einen „großen Effekt", Pflege mit ätherischen Ölen wirkt spezifisch.

Das pflegerische Erfahrungswissen in Aromapflege wird auch in Österreich zunehmend wissenschaftlich begleitet und wird in Zukunft die Implementierung von Aromapflege erleichtern. Die Veröffentlichungen wissenschaftlicher Studien sind enorm wichtig. Evidence Based Nursing wird die Implementierung von neuen Pflegemaßnahmen im pflegerisch-klinischen Bereich der Aromapflege in den nächsten Jahren mitbestimmen.

Um diese Entwicklung für unsere Pflegepersonen zu forcieren, führen wir an der Akademie für Gesundheitsberufe des Österreichischen Gesundheits- und Krankenpflegeverbandes, Landesverband Steiermark, kontinuierlich Weiterbildungen für Aromapflege nach dem GuKG § 64 durch.

Die Autorinnen dieses Handbuches sorgen als Expertinnen für die hohe Qualität der pflegerischen Ausbildungsinhalte in Aromapflege im Rahmen des Gesundheits- und Krankenpflegegesetzes.

Pflegearomaexpertinnen und -experten sowie Aromapflegeinteressierte freuen sich über die Veröffentlichung des Aromapflegehandbuches und schätzen dieses spezifische, aus Theorie und Erfahrung erarbeitete Aromapflege-Wissen!

Graz, im August 2007

DGKS Cäcilia Petek
Public Health
Landesvorsitzende und Direktorin der Akademie für Gesundheitsberufe, Österreichischer Gesundheits- und Krankenpflegeverband Landesverband Steiermark

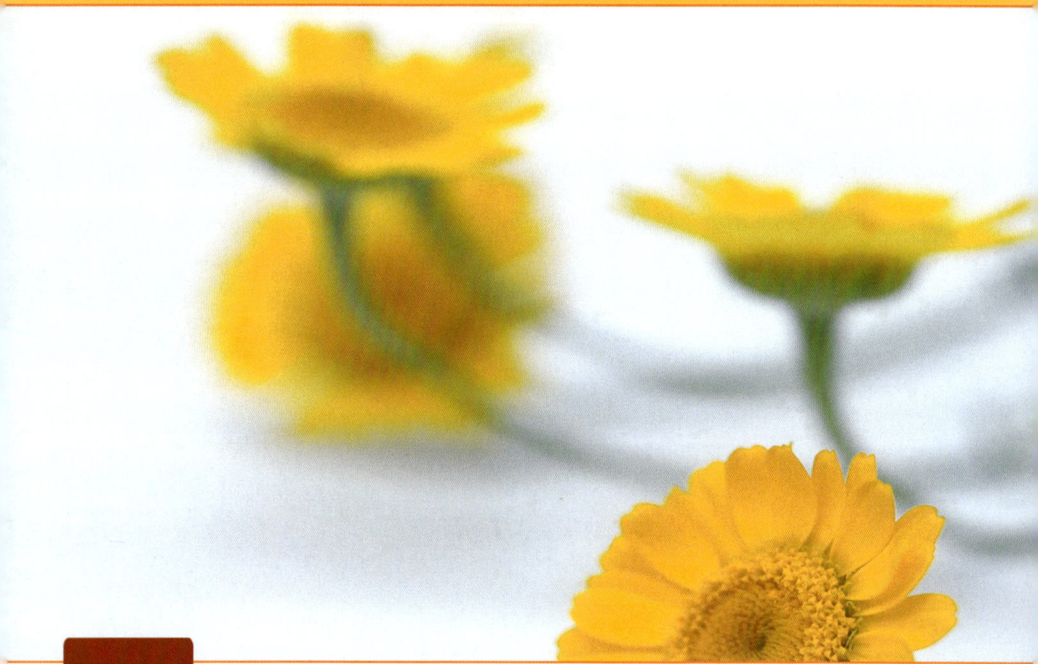

INHALTSVERZEICHNIS

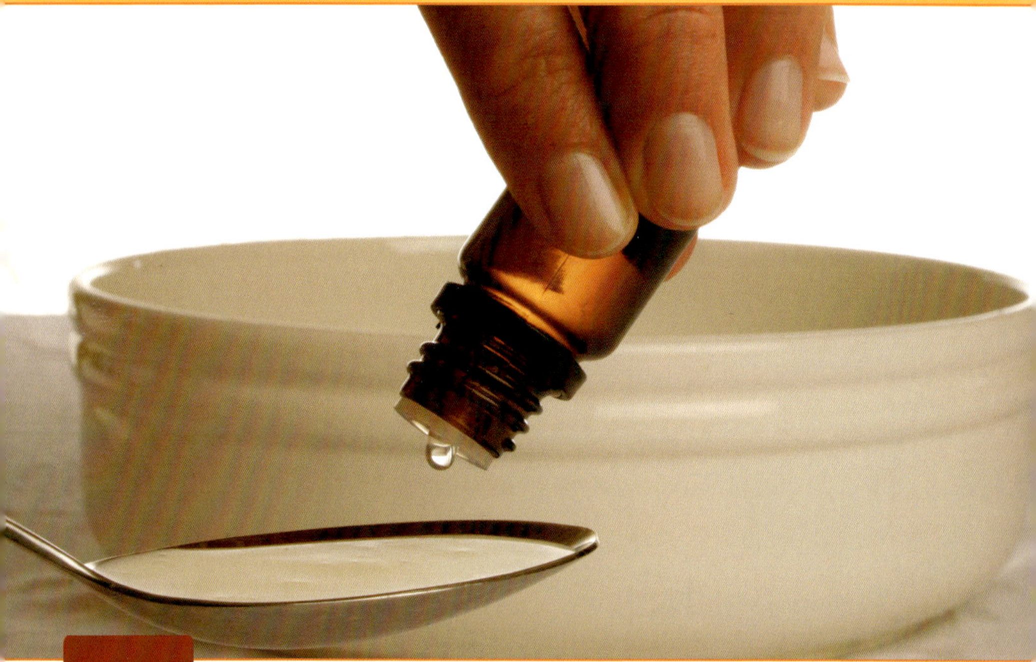

EINLEITUNG

Die Aromapflege hält seit einigen Jahren unaufhaltsam Einzug im Gesundheits- und Krankenpflegebereich. Nicht immer geschieht dies mit dem nötigen Grundwissen, der erforderlichen Sorgfalt, den richtigen Produkten und dem entsprechend geschulten Pflegepersonal.

Unsere Beweggründe, dieses Aromapflegehandbuch zu schreiben, liegen somit auf der Hand. Wir haben für den sicheren, verantwortungsvollen und zielgerichteten Einsatz ätherischer Öle, fetter Pflanzenöle und Aromapflegeprodukte in der Gesundheits- und Krankenpflege die Notwendigkeit gesehen, einen Leitfaden zu verfassen. Wir haben dafür nicht nur unser Wissen und unsere langjährige Erfahrung in Buchform zusammengefasst, sondern auch andere Experten um ihre Meinung gebeten und zahlreiche Erfahrungsberichte zusammengetragen.

Eine Vielzahl an immer gleichen und oft unbeantworteten Fragen verunsichert die Anwender und erschwert die Implementierung in den verschiedensten Institutionen.

Wir werden viele dieser Fragen beantworten, um Anwendungsfehlern vorzubeugen und Ihnen Möglichkeiten der Umsetzung im Stationsalltag aufzeigen.

Unser Handbuch versteht sich als Leitfaden für eine sichere Anwendung der Aromapflege und versucht Fehlanwendungen und Missbrauch weitgehend auszuschließen.

Dieses Handbuch soll als Arbeitsvorlage und Nachschlagewerk für alle Aromapflege-AnwenderInnen dienen, stellt jedoch keinen Ersatz für eine Einschulung-, Fort- und Weiterbildung zu diesem Thema dar.

Das Aromapflegehandbuch ist gedacht für Gesundheits- und Krankenpflegepersonen, Personen in Sozialberufen mit Interesse an der Aromapflege sowie als Leitfaden für die Einführung in Krankenhäusern, Altenheimen, der Hauskrankenpflege, sozialen Einrichtungen, Gesundheitszentren sowie Pflegepraxen und Pflegeberatungsstellen.

Derzeit gibt es noch keine Grundlagen und Richtlinien für die Ausübung der Aromapflege. Dieser Tatsache wollen wir nun mit diesem Aromapflegehandbuch Rechnung tragen. Wir sind der Meinung, dass klare Rahmenbedingungen, ein einheitliches Auftreten sowie professionelles und kompetentes Arbeiten die Anwendung der Aromapflege unterstützen und verbessern werden. Die Aromapflege ist eine anerkannte, komplementäre Pflegemethode nach dem GuKG.

Da die Aromapflege einen neuen Bereich der Pflege darstellt, gehen wir hier vom derzeitigen Wissensstand und den praktischen Erfahrungen aus. Dieses Handbuch ist ein Leitfaden und erhebt keinen Anspruch auf Vollständigkeit.

In den nächsten Jahren wird die Aromapflege ganz sicher mit vielen neuen Erkenntnissen, auch aus der Pflegewissenschaft und von uns allen aus der Praxis ergänzt und damit auch den gebührenden Stellenwert in der Pflege finden.

Die Aromapflege bringt uns unserem eigentlichen Berufsziel wieder einige Schritte näher. Kreativ und mit viel Sorgfalt für den Patienten und dessen Angehörige können ätherische Öle für das Wohlbefinden, für die Gesundheitspflege, zur Anregung der Selbstheilungskräfte und vielem mehr eingesetzt werden. Die Aromapflege bietet dem Patienten unterschiedlich spür- und wahrnehmbare Erlebnisse auf verschiedenen Sinnesebenen.

Zusammenfassend können wir feststellen, dass durch die Aromapflege die Gesundheitspflege in den Vordergrund rückt und der Patient als Mensch in seiner Ganzheit wieder in den Mittelpunkt gestellt wird.

Viel Erfolg mit der Aromapflege wünschen Ihnen

Bärbl Buchmayr, Evelyn Deutsch und Marlene Fink

PS: Wir möchten noch darauf hinweisen, dass wir auf den folgenden Seiten meist von Pflegepersonen sprechen. Natürlich meinen wir damit alle in der Pflege tätigen männliche und weibliche Personen. Stellvertretend für die Bezeichnungen Klienten, Kunden, ... haben wir uns auf den Ausdruck Patienten geeinigt.

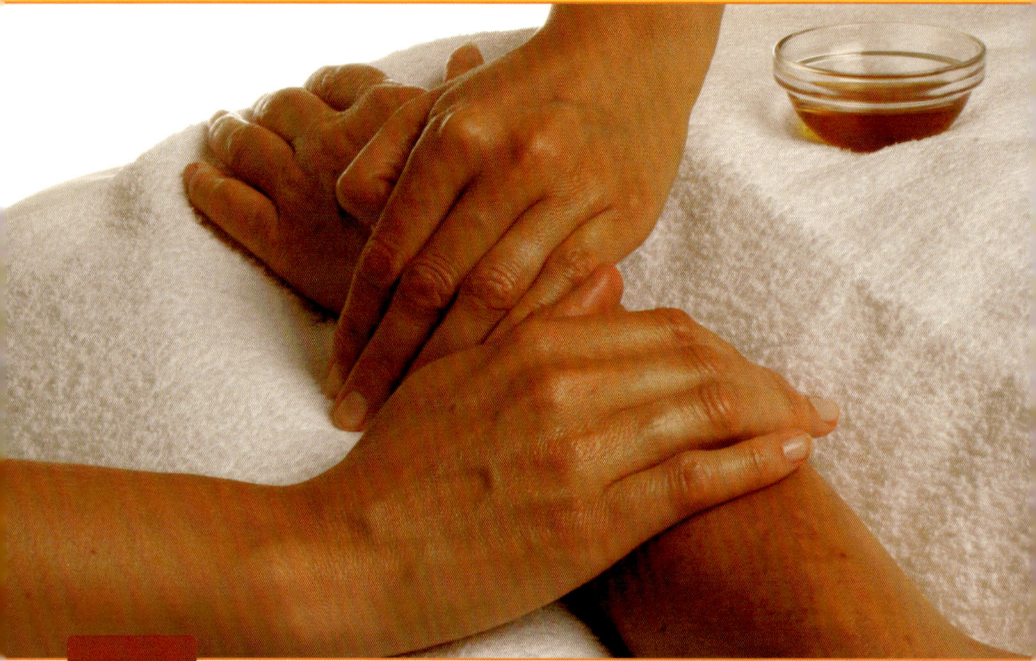

1 ALLGEMEINES ZUR AROMAPFLEGE

1.01 | DEFINITIONEN

➤ Was ist die Aromapflege?

Die Aromapflege als komplementäre Pflegemethode ist ein Teil der Pflanzenheilkunde. Sie orientiert sich an den individuellen Pflegeproblemen und Bedürfnissen der jeweiligen PatientInnen im Sinne des Pflegeprozesses sowie deren Pflegediagnosen.

Die Aromapflege beschäftigt sich mit der Anwendung von 100% naturreinen ätherischen Ölen, fetten Pflanzenölen, Hydrolaten, sowie den daraus hergestellten Pflegeprodukten.

Die Anwendung und Wirkung ätherischer Öle erfolgt über den Geruchssinn und über die intakte Haut. Sie dient prophylaktischen und pflegerischen Maßnahmen.

➤ Wo sind die Grenzen der Aromapflege?

Anwendungen, die zu therapeutischen Zwecken durchgeführt werden, unterliegen ausschließlich den Ärzten! Im GuKG ist der mitverantwortliche Bereich in der Gesundheits- und Krankenpflege angeführt und erlaubt eine Zusammenarbeit in diesem Sinne.

➤ Was ist die Aromatherapie?

Die Aromatherapie ist ein Teil der Phytotherapie und in Österreich den Ärzten vorbehalten. Nach einer genauen Diagnosestellung erfolgt eine gezielte Therapie mit ätherischen Ölen, fetten Pflanzenölen, Hydrolaten sowie den daraus hergestellten Produkten.

Die Anwendung erfolgt als therapeutische Maßnahme über den Geruchssinn sowie über die Haut und Schleimhaut. Auch die orale Anwendung und die Anwendung in Form von Zäpfchen gehören zur Aromatherapie.

1.02 | FACHSPRACHE IN DER AROMAPFLEGE

Eine einheitliche Fachsprache ist von besonderer Wichtigkeit!

Unter anderem sprechen wir von:

- Aromapflege und nicht von Aromatherapie
- 100% naturreinen ätherischen Ölen und nicht von Duftölen, Aromaölen, Duftessenzen, Parfümölen, …
- 100% naturreinen Pflanzenölen und nicht nur von Träger- oder Basisölen
- 100% naturreinen Hydrolaten und nicht nur von Pflanzen- oder Blütenwässern
- Einreibungen und Streichungen und nicht von Aromamassagen oder klassischen Massagen
- Pflege- und Wohlfühlprodukten und verwenden keine therapeutischen Bezeichnungen wie z.B. Hämatomöl, Pilzöl, …

1.03 | PFLEGEQUALITÄT DURCH FORT- UND WEITERBILDUNGEN

Fort- und Weiterbildungen sind im GuKG (§63 und §64) festgelegt. Für die Arbeit mit 100% naturreinen ätherischen Ölen, fetten Pflanzenölen, Hydrolaten, sowie den daraus hergestellten Pflegeprodukten empfehlen wir mindestens ein zweitägiges Basisseminar (Einführungsseminar).

➤ Basisseminare (Einführungsseminare) sollten folgende Themen vermitteln:

- Grundlagen der Aromapflege
- Gewinnungsmethoden
- Qualitätskriterien
- Lagerung und Haltbarkeit von ätherischen Ölen, fetten Pflanzenölen und Hydrolaten
- praktische Anwendungen wie Waschungen, Bäder, Hautpflege, Wickel und Kompressen, Raumbeduftung, ...
- Besprechung der wichtigsten ätherischen Öle und fetten Pflanzenöle
- Streifzug in die Biochemie der ätherischen Öle
- Physiologie des Geruchssinnes und der Haut
- Empfehlungen für die Umsetzung in der Gesundheits- und Krankenpflege
- gesetzliche Aspekte

➤ Aufbauseminare (Fortsetzungsseminare) und Fortbildungen beinhalten weiters:

- ausführliche Kenntnisse zur Biochemie der Inhaltsstoffe von ätherischen Ölen und fetten Pflanzenölen
- Botanik der ätherischen und fetten Ölpflanzen (Heilpflanzen)
- weiterführende Beschreibung ätherischer Öle für die Gesundheits- und Krankenpflege
- praktische Übungen mit Anwendungen von ätherischen Ölen und fetten Pflanzenölen in Form von Einreibungen, Wickel und Kompressen, Duftübungen und vieles mehr
- Erfahrungswerte

➤ Die Weiterbildung „Aromapflege" ist nach dem § 64 GuKG geregelt:

- mindestens 180 Stunden Zeitumfang
- umfassendes Wissen in der Aromapflege in Theorie und Praxis
- endet mit einer Abschlussprüfung
- die Absolventen sind nach einer erfolgreichen Prüfung berechtigt, nach dem § 64 GuKG die Zusatzbezeichnung „Aromapflege" zu führen

Die praktische Umsetzung der Aromapflege beim Patienten darf trotz absolvierter Seminare erst nach Genehmigung der Krankenanstaltenleitung (Pflegedienstleitung, ärztliche Leitung, Verwaltung) durchgeführt werden. Darüber hinaus ist die persönliche, gesunde Selbsteinschätzung der AnwenderInnen und das Wissen über die Methode, sowie das Verantwortungsbewußtsein dem Patienten gegenüber, unerlässlich.

1.04 | WIRKUNGSWEISEN DER AROMAPFLEGE

Die Aromapflege dient prophylaktischen und pflegerischen Maßnahmen.

Sie bietet zum Beispiel Möglichkeiten zur:

- Förderung der physischen und psychischen Gesundheit
- Unterstützung der Körperhygiene
- Erhaltung bzw. Verbesserung eines gesunden Hautbildes
- Verbesserung der Atmung
- Erleichterung von Bewegungsabläufen (z.B. bei Verspannungen, Zerrungen, ...)
- Unterstützung der Verdauung und Ausscheidung
- Stärkung des Immunsystems
- Unterstützung des Herz-Kreislaufsystems
- Verbesserung von Ruhen und Schlafen
- Förderung von Entspannung und Wohlbefinden

- Förderung der eigenen Wahrnehmung
- Verbesserung der Lebensqualität, besonders von schwer- und chronisch kranken Menschen
- Schaffung einer angenehmen Raumatmosphäre

Generell gilt für die Anwendungen in der Aromapflege ein kontinuierlicher Einsatz. Die Anzahl der unterschiedlichen aromapflegerischen Anwendungen ist nach Priorität der vorhandenen Pflegeprobleme des Patienten einzustufen und anzuwenden (im Sinne des Pflegeprozesses).

1.05 | ANWENDUNGSMÖGLICHKEITEN

➤ Waschungen

Hier muss unbedingt auf eine korrekte Dosierung geachtet werden. Die Anwendung eines passenden Emulgators ist notwendig, da sich ätherische Öle sonst nicht mit dem Wasser verbinden. Für eine Waschschüssel, die zwischen 2 und 3 Liter Wasser fasst, ist die Anzahl von 1-3 Tropfen ätherischen Öles ausreichend.

Mögliche Emulgatoren sind:

- 1 Teelöffel Meersalz (hier ist zu berücksichtigen, dass die tägliche Anwendung von Meersalz die Haut auch austrocknen kann!)
- 1 Teelöffel Honig
- 1 Esslöffel Schlagobers (Sahne)
- 1 Portion Kaffeesahne
- bis zu einer halben Tasse Milch
- 1 Teelöffel natürliche Seifengrundlage
- 1 Teelöffel Kleie (Haferkleie, geschroteter Leinsamen, ...)

Der Emulgator wird mit den gewünschten ätherischen Ölen in die bereits mit Wasser gefüllte Waschschüssel zugegeben und mit der Hand verteilt.

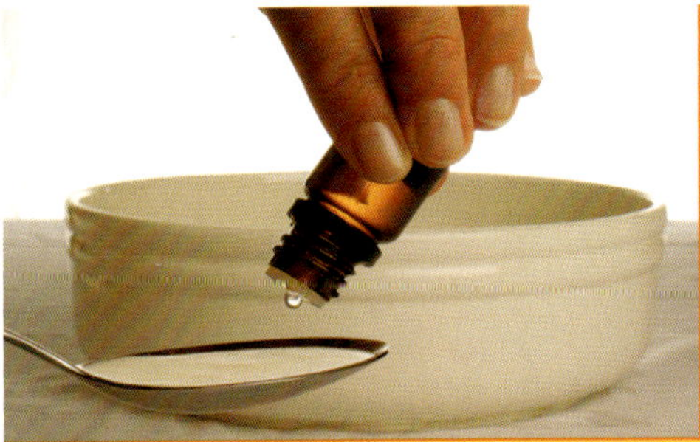

1 | Ätherische Öle in Emulgator träufeln

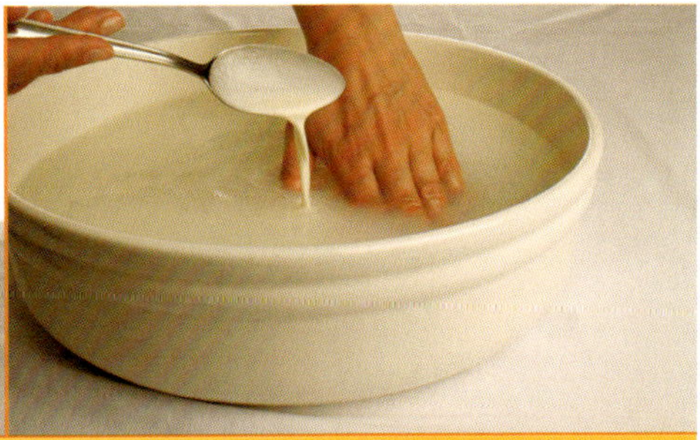

2 | Ätherische Öle und Emulgator im Waschwasser verteilen

Bei Bedarf ist es auch möglich, zu den bereits beschriebenen Emulgatoren zusätzlich 1 Teelöffel fettes Pflanzenöl beizumengen. Dies empfiehlt sich ganz besonders bei trockener Haut für die Pflege zwischendurch.

➤ Bäder/ Teilbäder

Für ein Vollbad genügen je nach ätherischem Öl 5 bis maximal 10 Tropfen. Für ein Teilbad genügt maximal die Hälfte der zuvor genannten Dosierungsmenge an ätherischem Öl, bzw. je nach Menge des verwendeten Wassers dementsprechend weniger.

Die bei den Waschungen bereits erwähnte Auswahl an Emulgatoren findet auch bei den Bädern Verwendung, allerdings in einer anderen Dosierung.

Mögliche Emulgatoren (Mengen bezogen auf ein Vollbad, für ein Teilbad dementsprechend weniger):

- 2-3 Esslöffel Meersalz
- 3-4 Esslöffel Honig
- bis zu einem ¼ Liter Milch
- 50 - 100 ml Schlagobers/Sahne - Vorsicht Rutschgefahr!
- 3-4 Esslöffel neutrale Seifengrundlage
- bis zu 150 g Kleie (Haferkleie, geschroteter Leinsamen, ...)

Den Badezusatz (Emulgator mit ätherischen Ölen) gibt man in die mit Wasser gefüllte Badewanne zu und verteilt dies mit der Hand. Auch bei dieser Anwendungsform kann man 1-2 Esslöffel fettes Pflanzenöl bei Bedarf zusätzlich zu den genannten Emulgatoren verwenden.

1.) Vorsichtsmaßnahme bei Waschungen, Voll- und Teilbädern:

- werden ätherische Öle als Badezusatz verwendet, muss die in Kombination mit warmem Wasser rasch auftretende hautreizende Wirkung der Zitrusschalenöle sowie aller phenol – und aldehydhaltiger ätherischer Öle berücksichtigt werden.
- bei minimaler Dosierung kann eine Nebenwirkung in Kombination mit warmem Wasser vermieden werden, wenn diese gemeinsam mit besonders hautfreundlichen ätherischen Ölen (Blütenöle wie z.B. Lavendel fein) verwendet werden.

2.) zusätzliche Vorsichtsmaßnahme bei Voll- und Teilbädern:

- bei der Anwendung von Schlagobers/Sahne und fetten Ölen besteht Rutschgefahr!
- Tipp: sie beugen Verstopfungen des Abflusses vor, indem Sie regelmäßig eine kleine Menge Kristallsoda in warmem Wasser auflösen und abfließen lassen.

➤ Wickel und Kompressen

1.) Warm-feuchte Dampfkompresse:

1 – 3 Tropfen ätherisches Öl in heißem oder temperiertem Wasser mit einem Emulgator vermengen (Auswahl an Emulgatoren siehe Thema Waschungen und Bäder), über eine Baumwollkompresse gießen und mit einem zweiten Tuch gut auswringen. Wenn die Kompresse eine angenehme Temperatur für den Patienten erreicht hat, wird diese aufgelegt und als Zwischentuch ein Baumwolltuch darüber gegeben. Als Außentuch wird ein Wolltuch bzw. Frotteehandtuch gewickelt. So kann die Wärme gespeichert werden. Die Kompresse bleibt solange angelegt, wie diese vom Patienten als angenehm empfunden wird. Bei Bedarf kann die Anwendung wiederholt werden.

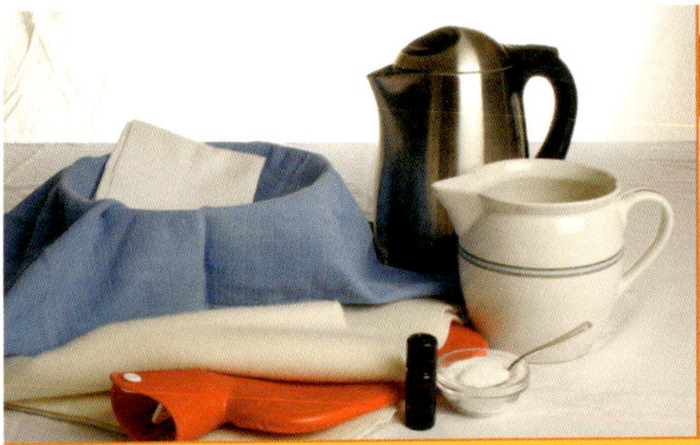

1 | Vorbereitung der Materialien

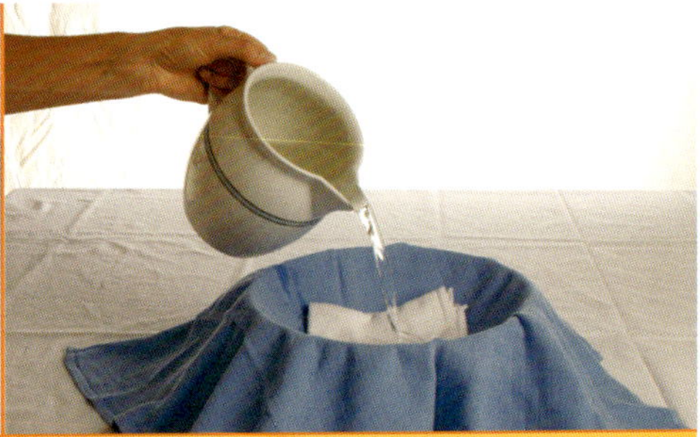

2 | Öl-, Wassergemisch über die Kompresse gießen

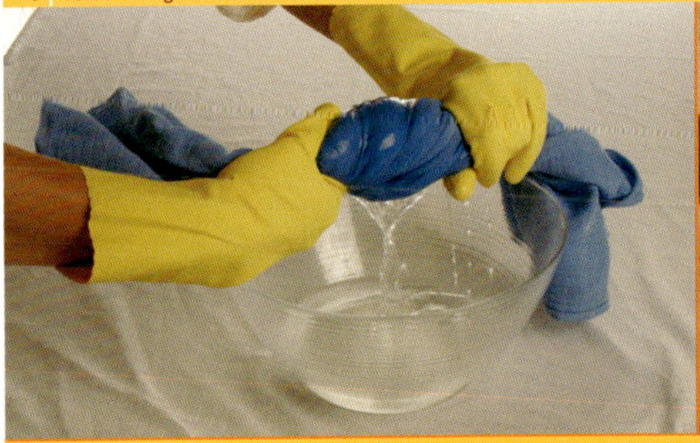

3 | Kompresse gut auswringen

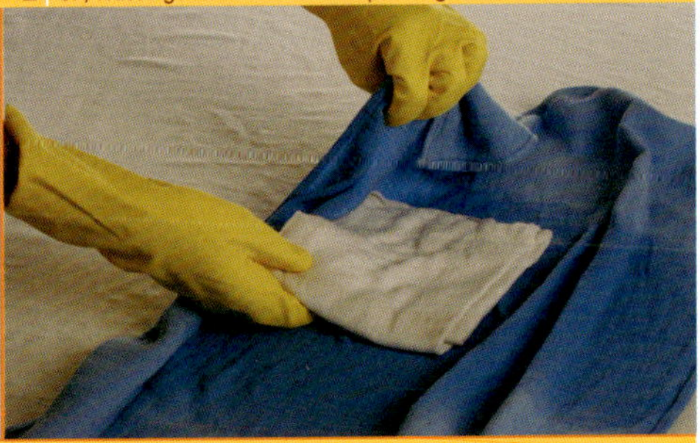

4 | Kompresse herausnehmen

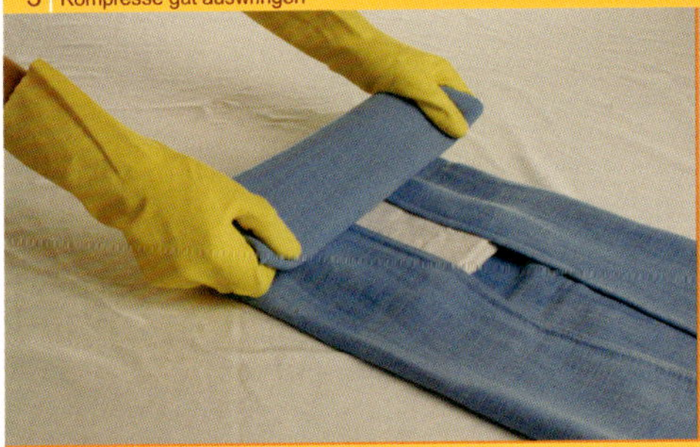

5 | Kompresse in trockenes Baumwolltuch einschlagen

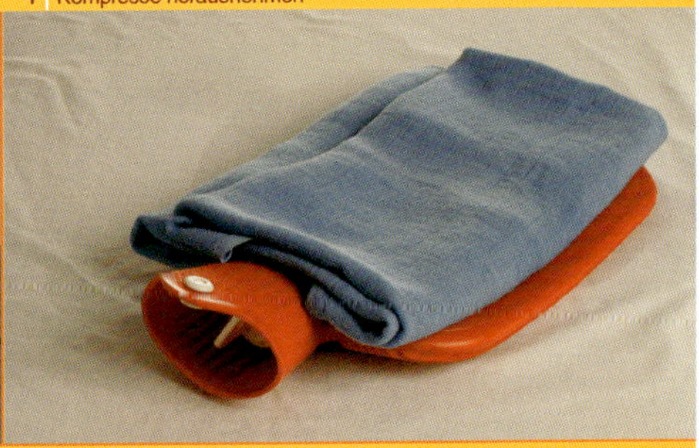

6 | Kompresse mit Wärmflasche zum Patienten bringen

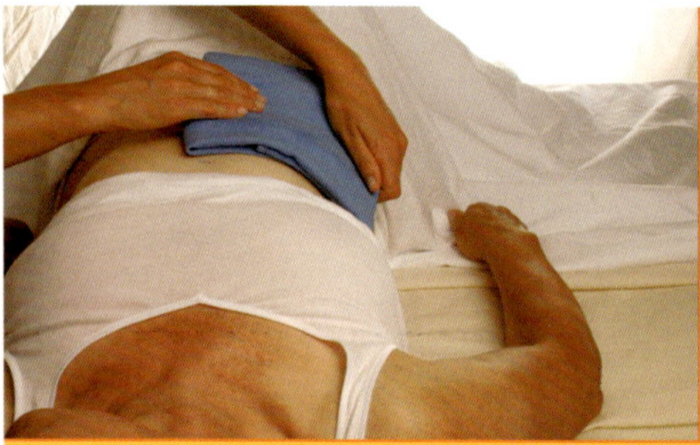

7 Kompresse auf die betreffende Stelle auflegen

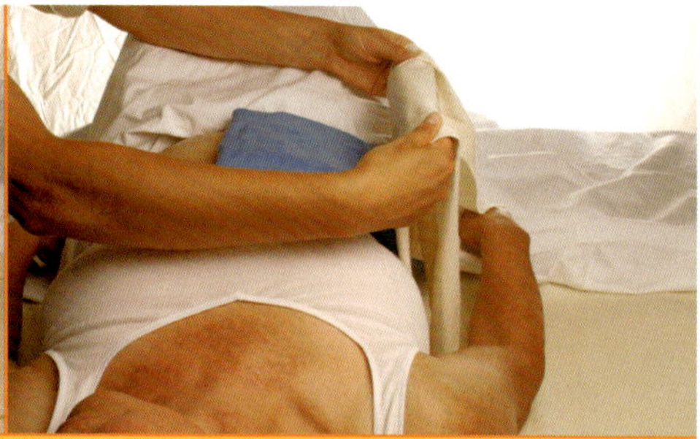

8 mit Baumwoll-Zwischentuch befestigen

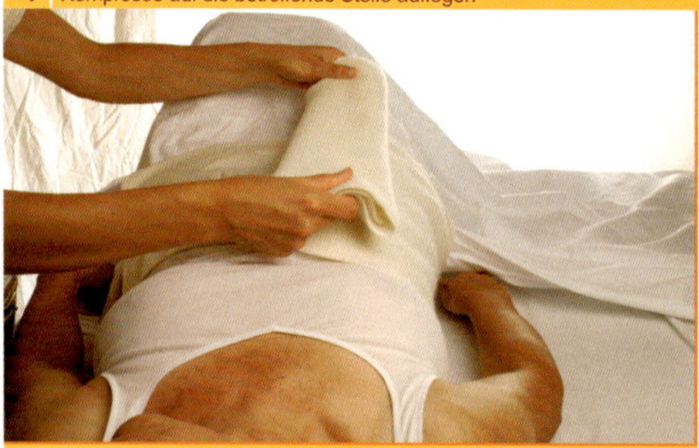

9 zum Schluss mit Wolltuch oder Frotteehandbuch einhüllen

Da bei bestimmten Krankheitsbildern, bzw. Patientengruppen (z.B. bei Herzerkrankungen, bei Bluthochdruck, bei Diabetikern wegen Durchblutungsstörungen, bei Beschwerden im Klimakterium, bei Apoplektikern, Verwirrten und desorientierten Menschen, sowie bei Säuglingen und Kleinkindern) der warm-feuchte Wickel kontraindiziert ist, eignet sich hier die temperierte Ölkompresse besonders gut.

2. Temperierte Ölkompresse

Diese Kompresse erfreut sich großer Beliebtheit bei Patienten aller Altersstufen. Die ätherischen Öle sind mit einem fetten Öl (vor allem Oliven-, Sesam-, oder Johanniskrautöl) vermengt. Die 1 bis höchstens 2%ige Mischung stammt aus der Apotheke bzw. wird von Firmen als Fertigprodukt angeboten. 1 Teelöffel für einen Säugling, 1-2 Esslöffel für Erwachsene bzw. die Menge, entsprechend dem Körperteil, auf ein dreifach zusammengelegtes Tuch träufeln und in einem kleinen Plastiksack oder in Butterbrotpapier mit einer Wärmeflasche anwärmen.

Das ölgetränkte Tuch wird ohne das Plastik bzw. Papier direkt auf die betreffende Körperstelle gegeben. Darüber wird ein Baumwolltuch und ein Frottehandtuch (noch besser eine in ein Baumwolltuch eingeschlagene Schafwolle) aufgelegt und gut befestigt.

Diese Kompresse kann über mehrere Stunden (auch über Nacht) angelegt bleiben. Das Empfinden des Patienten entscheidet über die Dauer der Pflegemassnahme.

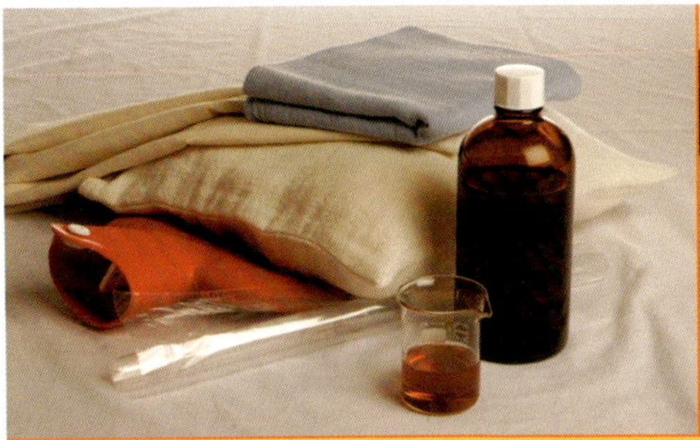
1 | Vorbereitung der Materialien

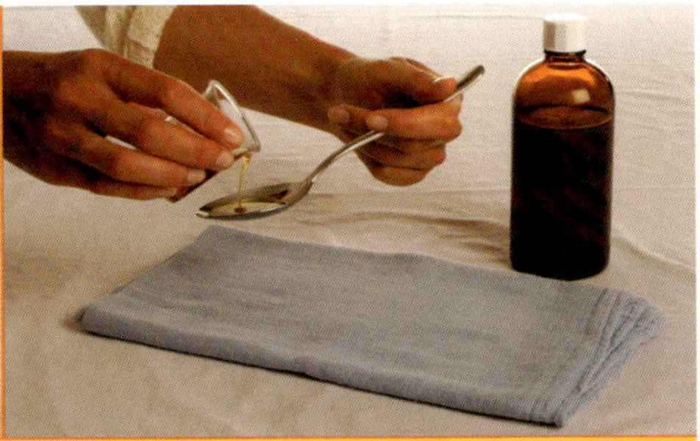
2 | 3-fach zusammengelegtes Baumwolltuch

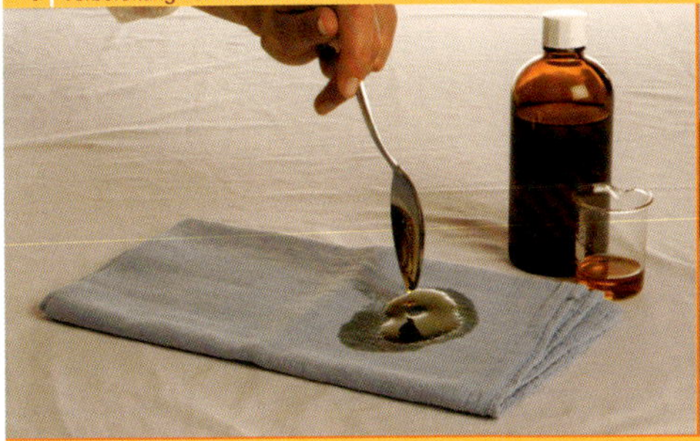
3 | Ölmischung auf das Tuch träufeln

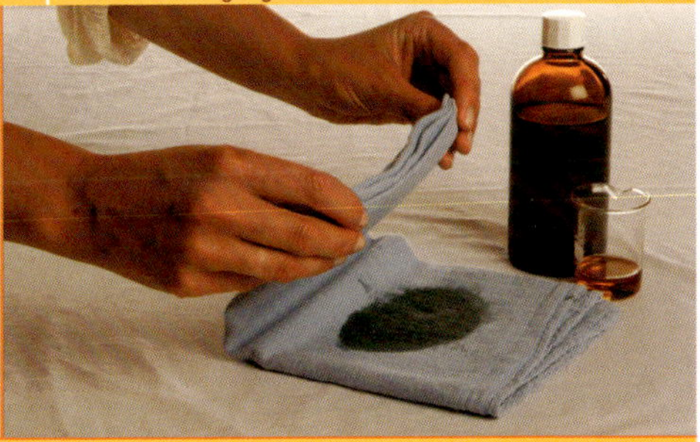
4 | Baumwolltuch zusammenfalten

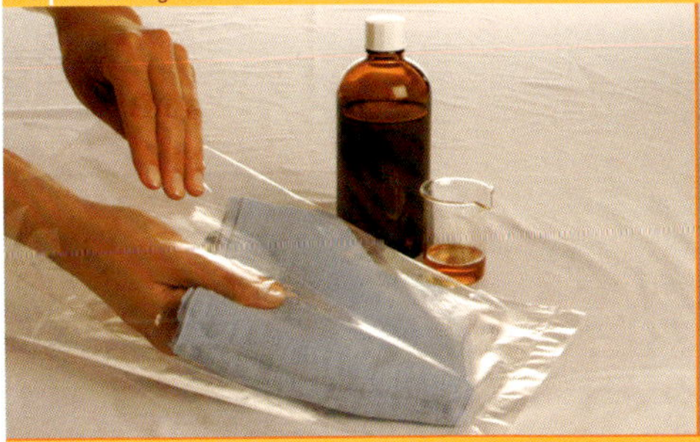
5 | Kompresse in Plastiksack geben

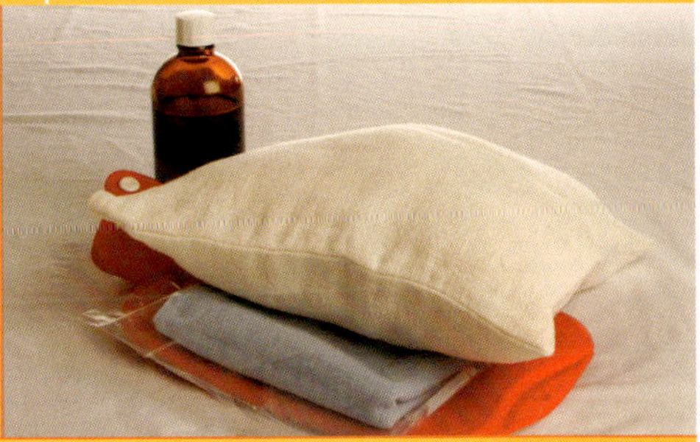
6 | mit Wärmflasche und eventuell Rohwollkissen anwärmen

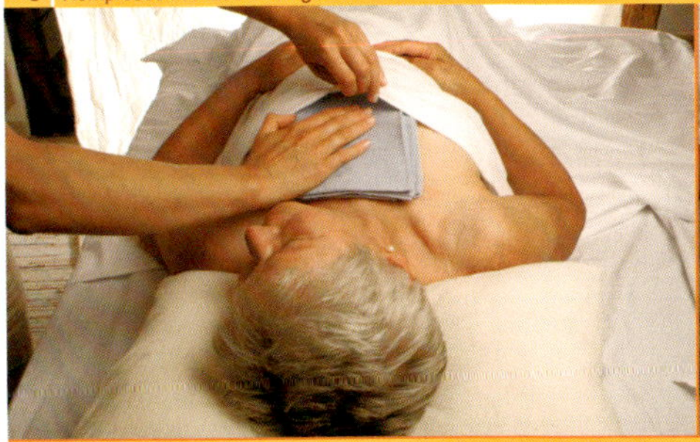
7 | Kompresse auf die betreffende Körperstelle auflegen

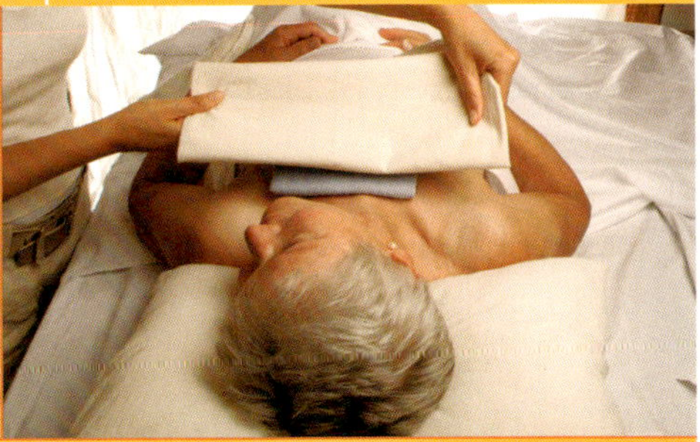
8 | darüber ein Baumwolltuch legen

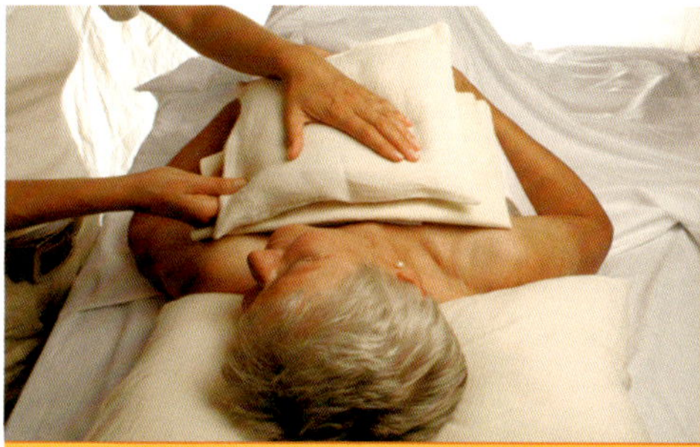

9 | Rohwollkissen bzw. Frotteehandtuch auflegen

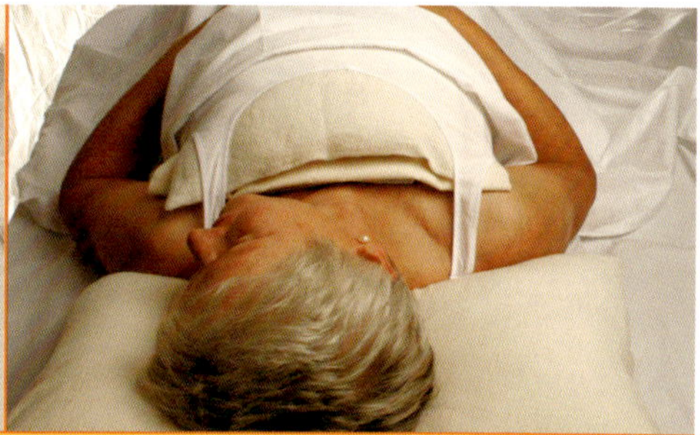

10 | zum Schluss gut befestigen (z.B. mit Unterhemd)

Die temperierte Ölkompresse wird z.B. zur Linderung von Hustenreiz oder Bronchitis als Brustwickel verwendet. Bei Angst, Unruhe und Schlafstörungen wird sie auf den Solarplexus und bei Verspannungen und Schmerzen direkt auf die betroffene Stelle aufgelegt.

Die Anwendungen von Wickeln und Kompressen fallen zum Großteil in den mitverantwortlichen Tätigkeitsbereich (z.B. Brustkompresse zur Hustenreizlinderung).

➤ Hautpflege

Zur natürlichen Hautpflege können 1-3mal täglich Pflegeöle, darunter versteht man Mischungen aus fetten Pflanzenölen und ätherischen Ölen, je nach gewünschter Wirkung (z.B. beruhigend, anregend, ...), verwendet werden. Solche Rezepturen dürfen ausschließlich von einem Pharmazeuten bzw. einer Firma gemischt werden, die eine Lizenz zur Herstellung besitzt.

Pflegeöle werden bevorzugt auf die leicht angefeuchtete Haut aufgetragen, da sie so rasch aufgenommen werden können, ohne dass sich die Haut ölig anfühlt. Sie können die Pflegeölmischung auch auf einen feuchten Waschlappen träufeln oder in die angefeuchtete Handfläche (Handschuhe) geben und sanft verteilen. Außerdem ist somit ein sparsamer Gebrauch gewährleistet

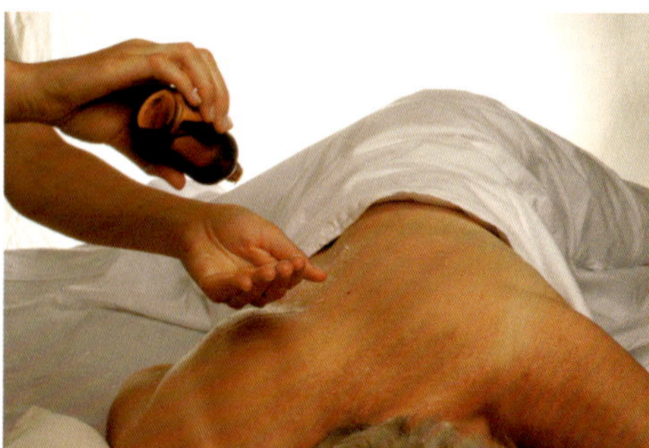

1 | Pflegeöl in die Handfläche träufeln

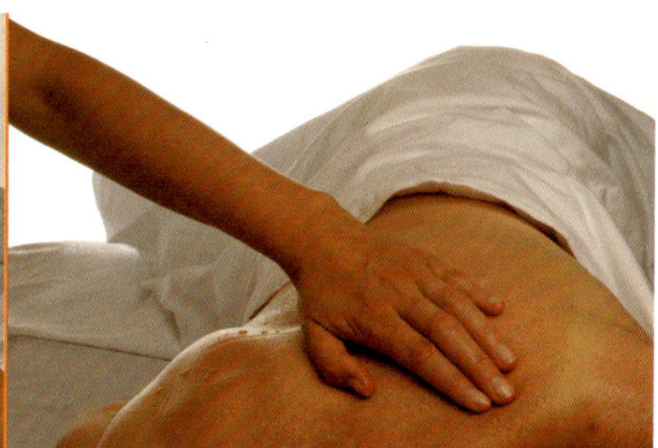

2 | Pflegeöl auf der leicht feuchten Haut verteilen

Bevor die Pflegeölmischung zum ersten Mal großflächig aufgetragen wird, empfiehlt sich die Durchführung eines Hautverträglichkeitstestes. Das Vorgehen ist unter dem Punkt „Für die Sicherheit in der Aromapflege“ auf Seite 32 nachzulesen.

Die Häufigkeit der Anwendung ist je nach Beurteilung des Hautzustandes durchzuführen. Es ist z.B. nicht nötig, bei jedem Lagerungsintervall das Pflegeöl zu verwenden.

▶ Einreibungen und Streichungen

1.) Einreibungen

Darunter versteht man die tägliche 1-2malige Anwendung von entsprechenden Aromapflegeprodukten im Bereich der unterstützenden und prophylaktischen Pflege, wie z.B. eines Pflegeöles zur Intertrigo- oder Pneumonieprophylaxe.

2.) Streichungen

Dies ist eine spezielle Technik, ein Aromapflegeprodukt sanft auf Arme, Beine, Rücken oder Bauch aufzubringen, um schwierige Situationen wie Angst, Schmerz, seelisches Leid, Unruhezustände oder Schlaflosigkeit besser bewältigen zu können (z.B. Streichung der Hände und Arme mit einem Wegebegleitungsöl zur Begleitung eines Menschen im Sterbeprozess).

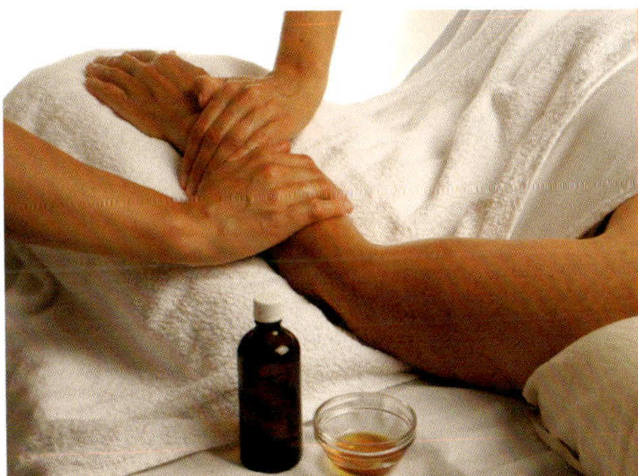

1 | sanfte Streichung nach oben

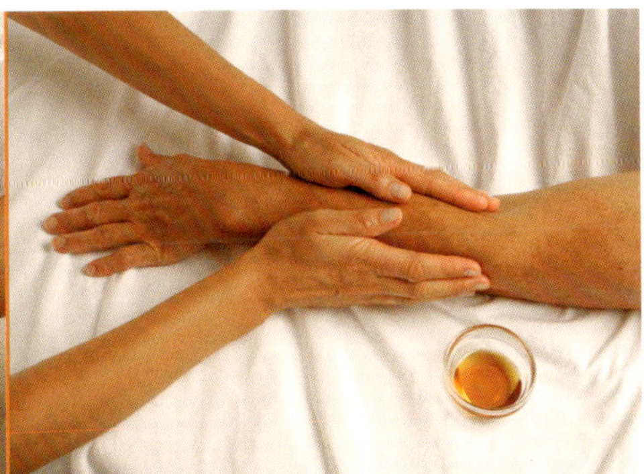

2 | und wieder nach unten

➤ Raumbeduftung

Möglichkeiten der Raumbeduftung:

- *Duftlampe:* im Klinikbereich ist die Verwendung einer Duftlampe mit Teelicht oder Kerze nicht gestattet.
- *Elektrisch betriebener Aromastone:* ist meist aus Keramik und wird nur handwarm. Die ätherischen Öle werden bevorzugt in wenig lauwarmes Wasser geträufelt. Der Aromastone ist sehr leicht mit Hilfe alkoholischer Desinfektionsmittel zu reinigen.
- *Elektrisch betriebener Aromastreamer:* auf ein Vlies werden die ätherischen Öle pur aufgebracht. Diese werden ohne Wärmeanwendung ventiliert.
- *Raumspray:* die ätherischen Öle werden mit Alkohol in Hydrolaten oder in Wasser (destilliertes Wasser) vermengt und mit einem Pumpspray zerstäubt.
- *„Duftfleckerl“:* ätherische Öle auf ein Taschentuch, einen Tupfer oder ein Wattepad träufeln, dazu genügen 1-2 Tropfen des gewünschten ätherischen Öles. Das Duftfleckerl wird in der Nähe des Kopfkissens platziert oder direkt in die Hand gegeben. Somit kann man die Umgebung einer Person direkt und individuell beduften (z.B. als Einschlafhilfe, bei Übelkeit, ...).

Vorsicht: Bekleidung oder Bettwäsche nicht mit ätherischen Ölen beträufeln!

Die Anzahl der verwendeten Tropfen richtet sich nach der Raumgröße, der Intensität des verwendeten ätherischen Öles, der Zimmertemperatur sowie dem Gebrauch einer Klimaanlage. Je nach Duftempfinden wird eine passende Dosierung gewählt. Bedenken Sie jedoch, dass bei Rauchern die Duftwahrnehmung reduziert sein kann und deshalb oft viel zu hoch dosiert wird.

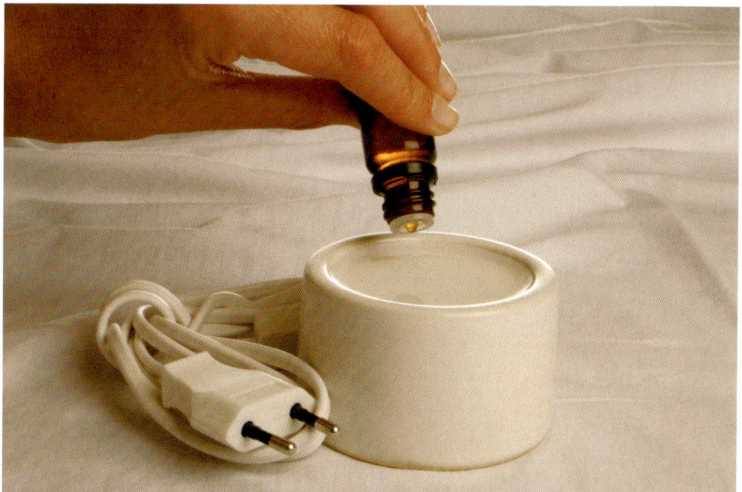

1 | elektrisch betriebener Aromastone

Zähflüssige ätherische Öle (wie z.B. aus Hölzern) müssen zuerst mit wenig Alkohol (70%) verdünnt werden. Anschließend gibt man das Wasser und die anderen gewünschten ätherischen Öle in die Duftschale dazu. Sonst können die zähflüssigen ätherischen Öle nur erschwert bis gar nicht verdunsten. Generell sollte eine kurzzeitige (ca. 1 Stunde), dezente und keine stark riechende Raumbeduftung angestrebt werden. Dazwischen immer wieder pausieren!

Die Reinigung des Aromastones und der elektrischen Duftlampe ist notwendig, da sonst die verharzten Rückstände der ätherischen Öle einbrennen und unangenehme Gerüche entstehen. Sie erfolgt zweckmäßig mit alkoholischen Desinfektionsmitteln. Die Filter des Aromastreams gehören ebenso erneuert (Hygienerichtlinien beachten!).

1.06 | QUALITÄTSKRITERIEN ÄTHERISCHER ÖLE

Empfohlen werden genuine, authentische ätherische Öle möglichst aus kontrolliert biologischem Anbau bzw. aus Wildsammlung, die sorgfältig gewonnen und chargenbezogen kontrolliert werden. Meist liegen für jede Charge Analysenzertifikate bei den Lieferfirmen bzw. Herstellern vor.

Für die Anwendung ätherischer Öle in der Pflege ist es von besonderer Wichtigkeit, die natürliche Zusammensetzung zu erhalten, ätherische Öle nicht zu „verschneiden" oder zu strecken, um deren natürliche Synergien maximal nutzen zu können.

Eine transparente Deklaration auf dem Etikett des ätherischen Öles bzw. im Produktkatalog enthält Informationen über Qualität, Anbau, Reinheit und vieles mehr.

Folgende Informationen sind notwendig:

- 100% natürliches ätherisches Öl
- Deutscher und botanischer Name, um Verwechslungen ausschließen zu können
- Angabe des Pflanzenteiles (Samen, Fruchtschalen, Blätter, Blüten, Wurzeln, Hölzer, Harze), aus dem das ätherische Öl gewonnen wurde
- Herkunftsland
- Art des Pflanzenanbaues (konventionell, kontrolliert biologische Anbauweise oder kontrollierte Wildsammlung)
- Gewinnungsverfahren (Wasserdampfdestillation, Kaltpressung, Extraktion, ...)
- Angabe des Lösungsmittels bei Extraktionen (Hexan, Aceton, Alkohol, ...)
- Verdünnungsverhältnis bei zähflüssigen oder teuren ätherischen Ölen, z.B. 1:2 mit Jojobaöl oder Alkohol (in Prozentangabe) verdünnt
- Mengenangabe in ml
- Jahrgang (eventuell)
- Chargennummer

- Gefahrenstoffzeichen laut EU-Verordnung
- Firmenname (Produkthaftung)
- Verwendungs- und Sicherheitshinweise, z.B. „Zur Raumbeduftung“ und „Vor Kindern sicher aufbewahren“

Vergewissern Sie sich beim Einkauf eines ätherischen Öles über das Vorhandensein dieser sehr aufschlussreichen Informationen.

Bei den ätherischen Ölfläschchen ist auf folgendes zu achten:

- Vorhandensein eines Tropfeinsatzes
- Braun- oder Violettglas wegen des Lichtschutzes
- Kindersicherer Verschluss

1.07 | DIE BAKTERIZIDE/BAKTERIOSTATISCHE WIRKUNG ÄTHERISCHER ÖLE UND DEREN QUALITÄTSKRITERIEN (Univ.-Prof. Dr. Gerhard Buchbauer)

Eine der ausgeprägtesten Eigenschaften von ätherischen Ölen ist deren toxische Wirkung auf niedere Organismen, also Bakterien, Hefen und Pilze. Ätherische Öle als natürliche Vielkomponentenmischungen werden von den Pflanzen unter anderem dafür gebildet und aus entsprechenden Zellen beziehungsweise Gefäßen freigesetzt, um sich vor dem Befall durch Mikroorganismen – vor allem gram-(+)-Bakterien zu schützen. Bei geringsten Verletzungen von Pflanzengewebe helfen ätherische Öle dieses zu heilen und letztlich somit auch die ganze Pflanze gesund zu erhalten. Abhängig von Konzentration und Einwirkungsdauer wirken diese flüchtigen Naturstoffe schädigend oder sogar tötend auf die Mikroorganismen, wobei der Lipophilie der ätherischen Öle eine bedeutende Rolle zukommt. Sowohl die Schädigung der Zytoplasmamembran der Mikroorganismen durch einzelne oder mehrere Komponenten der ätherischen Öle ist verantwortlich für das Absterben der Bakterien (=Bakterizidie) oder zumindest für die Hemmung ihres Wachstums und ihrer Vermehrung (=Bakteriostase), als auch die Einlagerung lipophiler Substanzen (=eben der flüchtigen, duftenden Substanzen der ätherischen Öle) in die Zellmembran, wodurch die Atmung und der Energiestoffwechsel des Organismus massiv gestört wird. Außerdem kommt es durch die Schädigung der Integrität der Membran zum Ausströmen von zytoplasmatischem Material, vor allem zu einem Verlust von K^+-Ionen, was schließlich zum Tod des Bakteriums führt. Da die äußere Membran der Zellwand bei den gram-(-)-Bakterien zum Teil anders aufgebaut ist als jene der gram-(+)-Bakterien (Peptid-glycanlayer), ist auch die größere Resistenz der gram-(-)-Bakterien gegenüber zellschädigenden Einflüssen der ätherischen Öle erklärbar.

Man muss sich aber der Tatsache bewusst sein, dass für diese diskutierten Wirkungen nicht das ätherische Öl per se verantwortlich ist, sondern immer nur seine einzelnen Inhaltsstoffe. Eine bestimmte Komponente eines ätherischen Öles, z.B. Linalylacetat, kann aber in seiner Aktivität von anderen Substanzen, z.B. Linalool, unterstützt werden (= Synergie) oder auch gehemmt werden (= Antagonie). Daher ist eine beobachtbare antimikrobielle Wirkung eines ätherischen Öles immer eine Gesamtwirkung all seiner Bestandteile, wobei – wie schon eingangs erwähnt – deren Konzentration von Bedeutung ist. Es werden daher Spureninhaltsstoffe, die wohl einen sehr wesentlichen Impakt auf den Geruch ausüben können ("character impact compounds"), für diese pharmakologische Wirkung nur sehr wenig bedeutsam sein, woraus folgt, dass in manchen Fällen ein Einzelduftstoff viel wirksamer sein kann als sein ätherisches Öl (siehe z.B. Terpinen-4-ol und Teebaumöl). Wenn Aromatherapeuten daher die Wirkungen nur dem Aroma (=Geruch) zuerkennen, so leugnen sie bewusst die von der Natur so sinnvolle Einrichtung der Selbstheilung von Verletzungen, wie sich die Pflanze selber schützt, ja sogar um ihr Überleben kämpft.

Mit Hilfe des Aromatogramms (Agar – Diffusion – und Dilutionsmethode) kann die Wirksamkeit eines ätherischen Öles auf die unterschiedlichen Keime und Bakterien festgestellt werden.

In diesem Zusammenhang sollen auch noch einige Worte zur Qualität von ätherischen Ölen angebracht werden. Ätherische Öle werden nach der ISO-Regel 9235 nur durch Wasserdampfdestillation (in ihren Modifikationen) oder durch Pressen der Schalen der Zitrusfrüchte gewonnen.

In vielen Arzneibüchern ist auch noch die Extraktion mit organischen Lösungsmitteln angeführt, was aber einen deutlichen Qualitätsverlust bedeutet und per definitionem eben dann auch kein ätherisches Öl mehr sein kann. Laut Arzneibuch muss ein ätherisches Öl einen gewissen Mindestgehalt an wertbestimmenden Substanzen haben, so z.B. das Lavendelöl mindestens 35% (DAB, ÖAB) Linalylacetat (mindestens 30% und höchstens 60% Helv.AB). Das qualitativ hochwertige ätherische Öl erfüllt diese Kriterien von sich aus, sodass keine "Nachbesserung" – wenn auch nur mit naturidenten Verbindungen – erfolgen muss.

Die Qualität der ätherischen Öle ergibt sich letztlich aus der Beachtung der folgenden Parameter:

1.) reinrassige Pflanzenart, z.B. Lavandula angustifolia,

2.) eventuell biologischer Anbau, d.h. im Umkreis von ca. 50 km werden keine Pestizide versprüht,

3.) Sammlung von Pflanzenmaterial und Verarbeitung nach anerkannten Kriterien, z.B. sollen Rosenblütenblätter noch am selben Vormittag zur Destille gebracht werden,

4.) Beachtung der ISO-Regel 9235,

5.) gleichbleibende Destillationsdauer und

6.) Aufbewahrung (dunkle Flaschen, Sauerstoffausschluss, Temperatur [eher wie im "Rotweinkeller", nicht im Kühlschrank]).

Da ätherische Öle von sich aus antimikrobiell wirksam sind, können sie – sofern unter anderem die richtigen Lagerungsbedingungen eingehalten werden – auch nicht verkeimen. Bei Essenzen, das sind Lösungen von ätherischen Ölen in Ethanol, ist dagegen Vorsicht geboten.

Seit urdenklichen Zeiten hat sich der Mensch immer schon zu duftenden Pflanzen hingezogen gefühlt, hat zum Beispiel in der Umgebung von Kultstätten und von Feierplätzen aromatische Pflanzen angebaut und so unbewusst sich den positiven Einflüssen der ätherischen Öle – darunter der Keimarmut – bei solchen kulturellen Zentren ausgesetzt.

Betrachten wir daher als "gebildete" und "aufgeklärte" Menschen die ätherischen Öle mit Respekt, erfreuen wir uns an ihrem Duft und nutzen wir diese natürlichen Heilmittel auch in der richtigen Weise in der Aromapflege und Aromatherapie ohne esoterischem Brimborium.

Univ.-Prof. Dr. Gerhard Buchbauer

1.08 | UMGANG MIT AROMAPFLEGEPRODUKTEN

➤ Hygienerichtlinien

Die von uns empfohlenen Hygienerichtlinien sind unbedingt mit der Hygienefachkraft der jeweiligen Institution zu koordinieren.

- Hände desinfizieren
- die Flaschenöffnungen bzw. die Produkte nicht kontaminieren
- die Flaschen/Behälter (Öle und Hydrolate) und im Speziellen deren Öffnungen, müssen sauber gehalten und bei Bedarf mit Alkohol desinfiziert werden
- die Fertigmischungen verbleiben auf dem Pflegewagen oder beim Patienten, nicht jedoch bei Kindern und desorientierten Patienten aus Gründen der Missbrauchsgefahr!
- ätherische Öle verkeimen nachweislich nicht und dürfen deshalb von Zimmer zu Zimmer mitgenommen werden

➤ Haltbarkeit

Die Aromapflegeprodukte müssen bei Erstöffnung mit dem Datum gekennzeichnet werden! In der Gesundheits- und Krankenpflege gelten andere Haltbarkeitsdaten, da die ätherischen Öle und fetten Pflanzenöle durch häufiges Öffnen schneller oxidieren können. Sie sollten daher kontinuierlich aufgebraucht werden. Weiters ist auf einen geringen Lagerbestand zu achten.

Wir unterscheiden:

1.) Hochempfindliche ätherische Öle

Diese Öle sind ca. 1 Jahr ab der Erstöffnung haltbar und sollten kühl gelagert werden (jedoch nicht im Kühlschrank).

Hierzu zählen z.B. ätherische Öle wie :

- kaltgepresste Zitrusschalenöle (Zitrone, ...)
- Nadelhölzer (Tanne, Zirbelkiefer, ...)
- Teebaumöl

2.) Mittelempfindliche ätherische Öle

Diese Öle sind ca. 2-3 Jahre nach Anbruch haltbar. Dazu gehören vor allem die ätherischen Öle aus Gräsern (z.B. Zitronengras).

3.) Langlebige ätherische Öle

Die Haltbarkeit beträgt ca. 3-8 Jahre, bei Harzen sogar noch länger. Ein gutes Weihrauchöl hat z.B. eine

Haltbarkeit von bis zu 20 Jahren. Hauptsächlich handelt es sich hierbei um ätherische Öle aus Wurzeln, Blättern, Blüten und Hölzern (Vetiver, Lavendel, Sandelholz, Zeder, ...). Diese ätherischen Öle machen alle einen Reifungsprozess durch.

Zusammenfassend kann gesagt werden:

Je frischer und spritziger ein Duft ist (Kopfnote), desto schneller verliert er seine typischen Merkmale (Charakteristika). Die typischen Merkmale der Düfte, die man zu den Kopfnoten zählt, sind: leicht, spritzig, frisch. Sie verflüchtigen sich im wahrsten Sinne des Wortes. Je schwerer ein Duft ist (Basisnote), desto länger ist das ätherische Öl haltbar.

➤ Lagerung

Um Oxidationsprozesse zu vermeiden, müssen ätherische Öle, sowie fette Pflanzenöle und Aromapflegeprodukte wie folgt aufbewahrt werden:

- Lichtgeschützt: in Braun- oder Violettglasflaschen bzw. Tiegel
- Luftgeschützt: Flaschen und Tiegel nach Anwendung immer sofort schließen, kleine Restmengen sollten rasch aufgebraucht werden.
- Wärmegeschützt: bei gleich bleibender bis kühler Raumtemperatur, nicht an sonnigen Plätzen oder im warmen Bad lagern. Hydrolate werden im Kühlschrank aufbewahrt.

Bei falscher Lagerung wird der Alterungsprozess beschleunigt. So können ätherische Öle oxidieren oder verharzen, Aromapflegeprodukte sowie fette Pflanzenöle zudem noch ranzig werden. Dies erkennen sie am muffigen Geruch, an einer Trübung bzw. an einer Partikelbildung. Diese ätherischen Öle, Aromapflegeprodukte und auch fetten Pflanzenöle können Haut- und Schleimhautreizungen hervorrufen und dürfen nicht mehr in der Aromapflege verwendet werden.

Um den Alterungsprozess zu verzögern, empfehlen wir bei seltenem Gebrauch eines ätherischen Öles die entnommene Menge durch das Zufügen von gereinigten und desinfizierten Glaskugeln auszugleichen um somit den Oxidationsprozess zu verringern. Im stationären Bereich ist generell auf einen ehest möglichen Verbrauch und einen geringen Lagerbestand der ätherischen Öle und Aromapflegeprodukte zu achten.

➤ Dosierungsempfehlungen

Vorweg sei erwähnt, dass die Aromapflegeprodukte einmalig vor Gebrauch geschwenkt werden.

Die Aromapflege grenzt sich von der Aromatherapie auch durch die deutlich niedrigere Dosierung ab. Wir gehen immer von einer ausgewogenen, wohlduftenden, wirksamen und hautfreundlichen Zusammenstellung der Aromapflegeprodukte aus.

Arndt-Schulze Regel
„Schwache Reize fachen die Lebenstätigkeit an, mittlere Reize fördern sie, starke Reize heben sie auf bzw. führen zum Zelltod."

Das bedeutet in Relation auf die Zubereitung eines Aromapflegeproduktes:

- niedere Dosierungen: bis zu 1% für großflächige Anwendungen
- mittlere Dosierungen: 1-2% für Anwendungen in Teilbereichen
- hohe Dosierungen: 2-3% für kurzfristige und seltene Anwendungen möglich, ansonsten gehört diese Dosierung in den aromatherapeutischen Bereich

Beispiel für eine 1%ige Zubereitung:
(gültig für eine Mischung ätherischer Öle in einem fetten Pflanzenöl)

Zur Berechnung:
1 ml ätherisches Öl entspricht ca. 20 gtt (Tropfen) = 0,9 g
20 gtt (0,9 g) in 100 ml fetten Pflanzenöl = 1%ig
10 gtt (0,45 g) in 50 ml fetten Pflanzenöl = 1%ig
1 gtt (0,045 g) in 5 ml fetten Pflanzenöl = 1%ig

1.) Die niedrige Dosierung hat sich bewährt:

- bei großflächigen und länger andauernden Anwendungen
- bei der täglichen Hautpflege
- bei zarter, empfindsamer, dünner Haut, die unter Umständen zu Rötung neigt
- bei Anwendung an Schleimhäuten (z.B. Mundpflege)
- zur Stärkung des Immunsystem
- zur Unterstützung der psychischen Gesundheit (z.B. bei Stress, Ängsten, Traurigkeit, ...)
- bei Kindern, Schwangeren, älteren Menschen sowie psychisch labilen Menschen
- für die zeitweise Ganzkörperpflege bei Säuglingen (niedrige Dosierung bei Säuglingen ist eine max. 0,5%ige Mischung)
- bei Menschen, deren Organismus durch Krankheit und Medikamente belastet ist

2.) Die mittlere Dosierung hat sich bewährt:

- bei Teilkörperanwendungen, wie z.B. Einreibungen zur Pneumonieprophylaxe, Decubitusprophylaxe, Kontrakturenprophylaxe, Intertrigoprophylaxe, ...
- bei der Pflege von Narben
- für die zeitweise Teilkörperanwendung bei Säuglingen (mittlere Dosierung bei Säuglingen ist eine max. 1%ige Mischung), z.B. Baby-Bäuchleinöl

3.) Die hohe Dosierung hat sich bewährt:

- bei lokalen und kurzzeitigen Anwendungen, wie z.B. zur unterstützenden Schmerzlinderung des Kniegelenks, der Rückenmuskulatur, u.v.m.. Hier bewegen wir uns im therapeutischen Bereich, der somit den mitverantwortlichen Tätigkeitsbereich betrifft.

1.09 | SICHERHEIT IN DER AROMAPFLEGE

➤ Einsatz von Aromapflegeprodukten

Aromapflegeprodukte müssen von einer Apotheke bzw. einer Firma mit Gewerbeberechtigung zur Erzeugung pflegerischer und kosmetischer Produkte hergestellt werden (laut Apothekergesetz, Kosmetikverordnung).

Aromapflegeprodukte enthalten hochwertige ätherische Öle und als Basis hochwertige fette Pflanzenöle, Hydrolate und Salze sowie andere natürliche Grundlagen (z.B. Seifengrundlage, Reispulver, ...).

Die jahrelange Erfahrung hat uns gezeigt, dass man mit dem Einsatz der Aromapflege in den meisten Fällen die Kosten im Bereich der bisherigen Aufwendungen halten, bzw. sogar eine Kostenersparnis erzielen kann.

Für eine einfache Anwendung der Aromapflegeprodukte ist ein Spritz- oder Globulieinsatz empfehlenswert. Ebenso können Ausgussringe oder Kippverschlüsse verwendet werden.

Eine dauerhafte Etikettierung ist nötig. Die Beschriftung muss leserlich bleiben, deswegen sollten Sie als AnwenderInnen gegebenenfalls eine Schutzfolie anbringen. Empfohlen wird die Benennung des Produktes, welches sich auf den speziellen Pflegeeinsatz bezieht (z.B. Pflegeöl zur Dekubitusprophylaxe).

Die Rezeptur der Aromapflegeprodukte sollte in den Aromapflege-Richtlinien der Station/der Pflegeeinrichtung zur Information nachzulesen sein.

➤ Durchführung einer Pflegeanamnese

Inhalte:

- Ist der Patient bzw. der Angehörige nach ausreichender Aufklarung mit der Anwendung der Aromapflege einverstanden?
- Hat der Patient eine Allergie?
- Wie empfindlich ist die Haut des Patienten?
- Welche Hautpflege- und Kosmetikprodukte verwendet der Patient?
- Welche medikamentöse Therapie (innerlich und äußerlich) hat der Patient?
- Wie ist seine momentane psychische Verfassung?
- Hat der Patient Duftvorlieben bzw. Abneigungen gegen bestimmte Düfte?

➤ Einverständniserklärung

Die Entscheidung, ob eine schriftliche Einverständniserklärung notwendig ist, obliegt den Richtlinien der jeweiligen Einrichtung. Für freiberufliche Gesundheits- und Krankenpflegepersonen empfiehlt es sich, eine schriftliche Einverständniserklärung einzuholen. Es genügt ein Satz auf der Pflegeanamnese wie z.B. „Ich (Name des/der PatientIn) bin mit der Anwendung von ätherischen Ölen und/oder Aromapflegeprodukten in der Pflege einverstanden".

➤ Hautverträglichkeitstest von Aromapflegeprodukten

Vor der ersten Anwendung empfehlen wir immer einen Hautverträglichkeitstest durchzuführen und das Ergebnis zu dokumentieren!

Hierfür darf auf keinen Fall das pure ätherische Öl verwendet werden. Der Test wird immer mit dem Aromapflegeprodukt durchgeführt, das in der Folge zum Einsatz kommen soll und nicht mit seinen Einzelbestandteilen!

Folgende Tests werden unterschieden:

- Schnelltest:
  Das zu verwendende Aromapflegeprodukt wird auf die Innenseite des Ober- oder Unterarmes (bei Babys und Kleinkindern am Handrücken) aufgetragen. Nach 3 Minuten erfolgt eine Hautkontrolle. Bei starker Rötung oder Juckreiz ist dieses Aromapflegeprodukt nicht anzuwenden.

- Verträglichkeitstest bei bekannt sensibler Haut (eventueller Allergieanfälligkeit):
  Dieser Test entspricht dem eben beschriebenen "Schnelltest", jedoch werden weitere Hautkontrollen nach 24 und nach 72 Stunden durchgeführt.

Nicht jede Hautreaktion stellt eine Allergie dar. Um eine Allergie handelt es sich, wenn bei einem wiederholten Test die gleiche überschießende Immunreaktion der Haut auftritt. Trifft dies zu, ist die Aromapflege umgehend zu stoppen und eine Abklärung durch einen Facharzt zu veranlassen.

Richtiges Verhalten im Falle einer Reaktion:

Hautreaktionen können nicht zu 100 % ausgeschlossen werden, sind jedoch meist auf falsche Anwendungen zurückzuführen.

Bei einer Hautreaktion, wie z.B. einer Rötung, einem Juckreiz, u.a., empfehlen wir:

1.) die Anwendung der Aromapflege sofort zu stoppen

2.) den Arzt zu informieren

3.) eine weitere Beobachtung und eine genaue Dokumentation (Foto) durchzuführen

4.) eine Abklärung möglicher Ursachen zu veranlassen:

- welche ätherischen Öle, fetten Pflanzenöle bzw. Aromapflegeprodukte wurden verwendet?
- wie war die Qualität der verwendeten Öle?
- wie hoch war die Dosierung?
- mit welchen anderen Pflegeprodukten wurde die Haut versorgt?
- in welcher momentanen körperlichen und psychischen Verfassung befindet sich der/die PatientIn? (z.B. Stress durch Krankheit, Nervosität, Ängste)

- welche medikamentöse Therapie wurde verabreicht?
- wie gut funktionieren die Ausscheidungsorgane?

5.) zur Beruhigung der Haut Jojobaöl verwenden. Ebenso positiv zeigt sich der Einsatz von Sheabutter (Kariteebutter) oder Reispulver.

6.) eine Information an die Herstellerfirma des Aromapflegeproduktes bzw. an die Pharmazeuten der Anstaltsapotheke senden.

Bei vegetativen körperlichen Reaktionen, wie z.B. Herzrasen, Schweißausbruch, Schwindel, Übelkeit bzw. emotionalen Reaktionen wie Weinkrämpfe, Aggressionen oder Ängste, empfehlen wir:

1.) die Anwendung der Aromapflege sofort zu stoppen

2.) den/die PatientIn zu beruhigen und Frischluft zuzuführen

3.) Ausgleichsgriffe anzuwenden (z.B. unterhalb der Sprunggelenke die Beine halten und unter **leichtem** Zug ziehen und zurückbewegen, ziehen und zurückbewegen).

4.) die Punkte 2, 3, und 4 der empfohlenen Maßnahmen bei Hautreaktionen mit einzubeziehen.

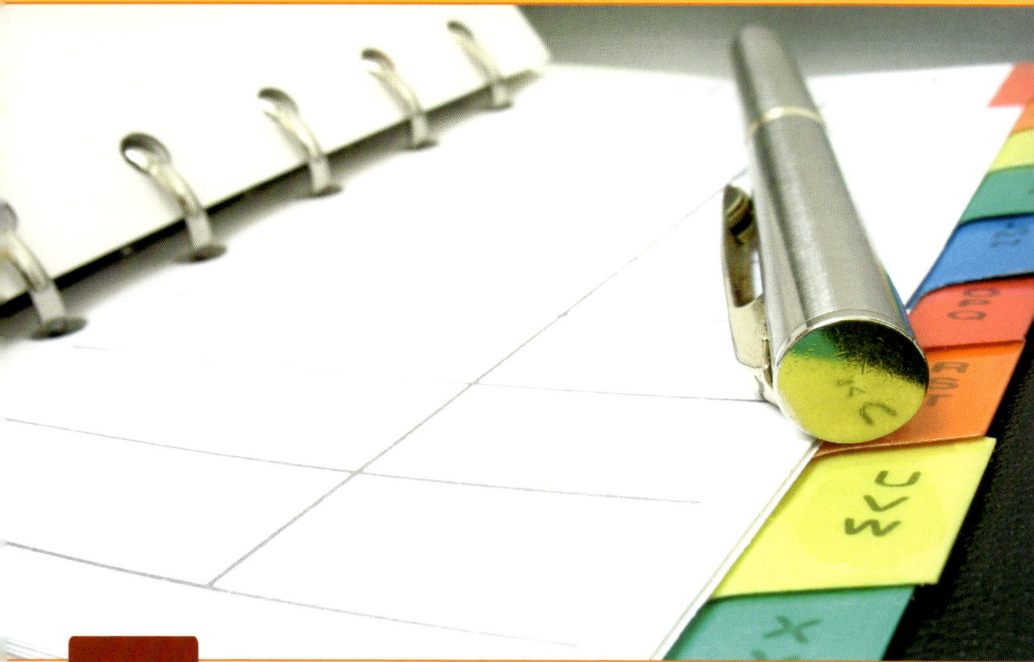

2 ORGANISATION DER AROMAPFLEGE IN GESUNDHEITS- UND KRANKENPFLEGEINSTITUTIONEN

2.01 | EINFÜHRUNGSKONZEPT FÜR DIE AROMAPFLEGE

In der Gesundheits- und Krankenpflege sind derzeit viele Arbeitsabläufe in unterschiedlichen Formularen festgelegt. Diese werden unter anderem als Standards, Pflegerichtlinien, Richtlinien, Handlungsempfehlungen, Verfahrensanweisungen, individuelle Pflegepläne bezeichnet.

In den einzelnen Institutionen werden diese Begriffe/Formulare unterschiedlich ausgelegt und festgesetzt. Es ist die Aufgabe der einzelnen Institutionen, die Aromapflege in die vorhandenen Pflegediagnosen und in die bereits bestehenden Dokumentationssysteme zu integrieren. Im Aromapflegehandbuch einigen wir uns auf den Begriff „ Richtlinien".

Bedenken und überlegen Sie im Vorfeld die für Ihre Institution/Station passenden Einsatzgebiete und Anwendungsformen der Aromapflege und legen Sie diese zur Information und schriftlichen Genehmigung der Pflegedirektion, ärztlichen Leitung bzw. der Verwaltung / dem Rechtsträger vor.

Die Einführung der Aromapflege sollte nicht im großen Stil, sondern Schritt für Schritt, am Besten in Form einer Projektarbeit auf einer oder zwei interessierten Stationen, geplant werden.

Im Vorfeld ist abzuklären:

- die Bereitstellung von Budgetmitteln
- der Einkauf von 100% naturreinen ätherischen Ölen, fetten Pflanzenölen sowie Aromapflegeprodukten oder die Herstellung diverser Aromapflegeprodukte durch den Pharmazeuten der Anstaltsapotheke/Krankenhausapotheke.
- Organisation von Aromapflege-Basisseminaren (Einführungsseminaren) für die AnwenderInnen
- Integration der angewandten Aromapflege in die bereits bestehenden hausinternen Pflegestandards sowie Erstellung einer Aromapflege-Richtlinie
- Erstellung einer Aromapflegeinformation für Patienten und Angehörige, Ärzte sowie weitere Berufsgruppen

2.02 | UMSETZUNG DER AROMAPFLEGE IM PFLEGEALLTAG

Es hat sich bewährt, die Einführung der Aromapflege auf 1 – 2 Stationen zu beschränken. Erst nach positivem Abschluss des Projektes in diesen Pflegebereichen ist eine gezielte, individuelle Übernahme, angepasst an die unterschiedlichen Anforderungen verschiedener Bereiche wie Interne, Chirurgie, Psychiatrie, Pädiatrie, ... zu empfehlen.

Denken Sie bei diesem Projekt an folgende wichtige Punkte:

- 1-2 Pflegepersonen mit dem absolvierten Basisseminar (Einführungsseminar) und Aufbauseminar (Fortsetzungsseminar), sowie Freude und Interesse an der Umsetzung sollten Ansprechpartner für die KollegInnen auf der Station sein und die stationsinterne Projektleitung übernehmen.
- Informationsweitergabe an das Team sowie Organisation von Basisseminaren (Einführungsseminaren) für die Mitarbeiter (2/3 der AnwenderInnen sollten geschult sein, um eine positive Umsetzung zu gewährleisten).
- Für die Umsetzung der Aromapflege auf der Station sind Schwerpunkte zu setzen wie z.B. Hautpflege, Waschungen, Raumbeduftung, ... und diese in Form von Richtlinien festzulegen bzw. in die bereits bestehenden stationsinternen Pflegestandards zu integrieren.
- Mit einer kleinen Auswahl passender Aromapflegeprodukte sowie ätherischer Öle und fetter Pflanzenöle beginnen und schrittweise vorgehen.
- Die richtige Aufbewahrung und Handhabung der Produkte organisieren, sowie die Kontrolle über Bestellmodus und Qualität sicherstellen.
- Die Aromapflege obliegt laut GuKG den Gesundheits- und Krankenpflegeberufen (gehobener Dienst für Gesundheits- und Krankenpflege).
- Die Anwendung erfolgt im Rahmen des Pflegeprozesses: Erstellung der Pflegeanamnese, Aufklärung und Einholung des Einverständnisses des Patienten oder der Angehörigen, Durchführung, Dokumentation, Evaluierung.
- Pflegehelfer, Altenfachbetreuer und Schüler dürfen die Aromapflege nur unter Anleitung durchführen!

- Schriftliche Evaluierung und Kontrolle des Projektes (Wissensstand der AnwenderInnen, Für und Wider, Verbesserungsvorschläge, ...).
- Stetige Weiterentwicklung des Wissensstandes.
- Die Gründung eines hauseigenen Arbeitskreises ist empfehlenswert. Dieser ist für die Organisation und Qualitätskontrolle, Integration der Aromapflege in die bestehenden hausinternen Richtlinien, stetige Weiterentwicklung und Umsetzung im größerem Rahmen verantwortlich.
- Pflege- und Gesundheitsberatung über den weiteren Verlauf für zu Hause bei Interesse des Patienten bzw. der Angehörigen organisieren.

2.03 | BEISPIEL EINER MÖGLICHEN HAUSINTERNEN RICHTLINIE FÜR DIE IMPLEMENTIERUNG DER AROMAPFLEGE

Diese Liste soll die Integration der Aromapflege in die bereits bestehenden hausinternen Richtlinien erleichtern.

➤ Richtlinien zur organisatorischen Struktur

- Die Aromapflege ist eine komplementäre Pflegemethode und kann im Rahmen des Pflegeprozesses angewendet werden.
- Die Aromapflege darf nur nach schriftlicher Genehmigung der Krankenhausleitung am Patienten durchgeführt werden.
- Es gilt den Rahmen des Gesundheits- und Krankenpflegegesetzes einzuhalten, den eigenverantwortlichen und mitverantwortlichen Bereich zu berücksichtigen!
- Die Aromapflege obliegt laut dem GuKG den Gesundheits- und Krankenpflegeberufen (gehobener Dienst für Gesundheits- und Krankenpflege). Pflegehelfer, Altenfachbetreuer und Schüler dürfen Aromapflege nur unter Anleitung durchführen.
- Um die Aromapflege zu integrieren und damit effektiv arbeiten zu können, ist das Aneignen von Fachwissen (Aromapflegeseminare) im Rahmen der Fort- und Weiterbildung unerlässlich.
- Bei der Pflegeanamnese ist der/die PatientIn über die Möglichkeiten der Anwendung mit ätherischen Ölen und Aromapflegeprodukten aufzuklären und das schriftliche Einverständnis des Patienten/Angehörigen einzuholen.
- Nach eventuell bestehenden Allergien fragen, gegebenenfalls eine Allergieanamnese durchführen und dokumentieren.
- Ätherische Öle und Aromapflegeprodukte dürfen nur zu dienstlichen Zwecken verwendet werden.

Zusätzlich kann es stationsspezifische Richtlinien geben, wie zum Beispiel:

- Werden im Rahmen des mitverantwortlichen Bereiches ätherische Öle angewandt, z.B. als temperierte oder warm - feuchte Wickel bei Bauchschmerzen oder zur Fiebersenkung als Wadenwickel oder Waschung, bedarf es der ärztlichen Anordnung (mitverantwortlicher Bereich!).
- Für eine Anwendung der Aromapflege bei Wöchnerinnen ist eine Absprache mit der betreuenden Hebamme notwendig.

► Allgemeine Richtlinien

- Ätherische Öle dürfen nicht innerlich eingenommen bzw. verabreicht werden.
- Ätherische Öle werden im Sinne der Aromapflege nur auf intakter Haut angewendet.
- Ätherische Öle müssen immer vor Kindern und vor sich selbst bedrohenden Personen sicher aufbewahrt werden, um Missbrauch vorzubeugen.
- Aromapflegeprodukte müssen immer in den korrekt etikettierten Behältnissen abgefüllt sein.
- Aromapflegeprodukte dürfen niemals in Medikamentenbechern oder Spritzen aufbewahrt werden, damit sie nicht aus Versehen ausgetrunken oder injiziert werden.
- Augenkontakt mit ätherischen Ölen unbedingt vermeiden.
- Schleimhautkontakt mit unverdünnten ätherischen Ölen vermeiden.
- Bei unbeabsichtigtem Kontakt der Haut, Schleimhaut oder Augen mit unverdünnten ätherischen Ölen, eine fetthaltige Flüssigkeit wie z.B. Mandelöl, Milch oder Sahne zum Abwischen verwenden, um so den Reiz rasch zu lindern. Anschließend mit Wasser nachspülen.
- Bei Erstanwendung von Aromapflegeprodukten einen Hautverträglichkeitstest durchführen (auf Seite 32 beschrieben).
- Die Raumbeduftung darf zu keiner Geruchsbelästigung der Patienten und des Betreuerteams führen und bedarf einer Abklärung der Duftvorlieben der betreffenden Personen, die sich im Raum befinden.
- Für die Raumbeduftung empfehlen wir die Verwendung von Zitrusölen, die sich erfahrungsgemäß großer Beliebtheit erfreuen.
- Zur Raumbeduftung sind Duftlampen mit Teelichtern/Kerzen aus feuerpolizeilichen Gründen verboten!
- Ätherische Öle, fette Pflanzenöle bzw. Aromapflegeprodukte sind nicht in Kombination mit mineralölhältigen Pflegeartikeln, wie z.B. Vaseline oder Paraffinöl, anzuwenden. Vorsicht, auch einige konventionelle Babypflegeöle sind auf Mineralölbasis aufgebaut. Die Hautatmung und der Stoffwechsel der Haut werden dadurch beeinträchtigt. Auf Grund der Carrier – Funktion der ätherischen Öle kann es zu einer Einschleusung gesundheitsschädigender Moleküle kommen. Dies kann auch zu Kontaktallergien führen. Deshalb empfehlen wir, ätherische Öle immer mit natürlichen Grundlagen zu kombinieren, wie z.B. mit naturbelassenen, fetten Pflanzenölen.
- Die Hygienerichtlinien, wie bereits auf Seite 28 beschrieben, müssen berücksichtigt werden (z.B. Händehygiene vor dem Gebrauch ätherischer Öle, Flaschenöffnung nicht kontaminieren, ...).
- Zitrusöle erhöhen die Lichtempfindlichkeit (Photosensibilität) der Haut, ebenso das Johanniskrautöl (Pflanzenölmazerat). Daher Vorsicht bei Patienten, die in die Sonne gehen können. In diesem Fall die Öle nicht unmittelbar vorher anwenden.
- Mehrmalige Anwendungen täglich sind nach Prioritätenreihung der Pflegeprobleme des Patienten zu entscheiden.

- Es sollten nicht mehr als 3 bis maximal 4 verschiedene Einsatzmöglichkeiten pro Tag nach Reihung der Pflegeprobleme angewendet werden.
- Ein Aromapflegeprodukt sollte nicht länger als 2-3 Wochen, bei chronischen Beschwerden nicht länger als maximal 3 Monate, verwendet werden. Danach empfiehlt sich eine Pause von ca. einer Woche. In dieser Zeit kann die Hautpflege mit einem fetten Pflanzenöl (z.B. Mandelöl) ohne Zusätze von ätherischen Ölen fortgesetzt werden. Auch das Umsteigen auf ein anderes, ähnlich wirksames Aromapflegeprodukt ist möglich.
- Die Wirkung der Aromapflege ist nicht bei jedem Patienten gleich. Diese ist ganz von der Individualität der Person, dem Beschwerdebild und auch von der Anwendungsart abhängig.
- Bei der Anwendung eines ätherischen Öles als Bade- oder Waschzusatz ist immer die Verwendung eines Emulgators nötig, da sich ätherisches Öl und Wasser nicht miteinander verbinden. Es gibt verschiedene Emulgatoren, die in Frage kommen. Hier muss die richtige Dosierung und die verwendete Wassermenge berücksichtigt werden. Die möglichen Emulgatoren sind bei längerer Anwendungszeit zu wechseln (Emulgatoren siehe Seite 17 und 18).
- Sollte bei der Anwendung ätherischer Öle eine Reaktion auftreten, ist die Pflegemaßnahme zu stoppen, dies im Pflegebericht zu dokumentieren (eventuell Fotodokumentation) und der Arzt zu informieren. Weiters sind mögliche Ursachen abzuklären wie auf Seite 32 und 33 beschrieben.

Lagerung ätherischer Öle und Aromapflegeprodukte:

- lichtgeschützt
- gleich bleibende Raumtemperatur (nicht im Kühlschrank)
- luftgeschützt (immer gut verschließen)
- Anbruchsdatum auf dem Etikett angeben
- keine Depothaltung

Bestellmodus ätherischer Öle:

- Bestellung durch die zuständige Person
- Bestellung über die (Haus-) Apotheke, Depot, Materialverwaltung, ...

Haltbarkeit berücksichtigen:

- Ölmischungen entsprechend der Deklaration der Apotheke bzw. der Herstellerfirma
- Zitrusöle und Teebaumöl maximal 1 Jahr nach Anbruch
- Blütenöle wie z.B. Lavendel fein oder Geranie mindestens 3 Jahre nach Anbruch
- Hölzer wie Atlaszeder und Sandelholz sind sehr lange haltbar

▶ Informationsblatt für Patienten und Angehörige

Das Informationsblatt muss von der Krankenanstalten- bzw. Pflegedienstleitung befürwortet und freigegeben werden! Das Informationsblatt könnte folgendermaßen ausschauen:

Herzlich willkommen auf unserer Station / in unserer Institution!

Mit diesem Informationsblatt möchten wir Ihnen gerne die **AROMAPFLEGE**, als erweitertes Gesundheits- und Pflegeangebot, vorstellen.

Die Aromapflege beinhaltet Anwendungen in Form von

- Raumbeduftung
- Waschungen und Bädern
- Hautpflege
- Mundpflege
- Einreibungen und Streichungen
- Wickel und Kompressen

Dafür verwenden wir qualitativ hochwertige ätherische Öle. Dies sind natürliche Duftstoffe, die aus Heilkräutern, Früchten, Samen und Bäumen durch Destillation oder Kaltpressung gewonnen werden. Zusätzlich kommen fette Pflanzenöle, Hydrolate (Pflanzenwässer) sowie deren Aromapflegeprodukte bei uns zum Einsatz.

Der Zustand „Gesundheit" wird durch Einklang von Körper, Geist und Seele erreicht. Im Bereich der Gesundheits- und Krankenpflege gibt es für die Aromapflege viele Einsatzgebiete und verschiedenste Anwendungsformen. Die Aromapflege macht eine individuelle, patientenorientierte und fortschrittliche Pflege möglich.

Wir möchten Ihnen die wichtigsten Eigenschaften und die Ziele der Aromapflege aufzeigen:

- spürbare Steigerung des Wohlbefindens, was letztendlich zum Heilungserfolg beiträgt
- Verbesserung der Lebensqualität
- Förderung der eigenen Wahrnehmung
- Stärkung der Selbstheilungskräfte
- Verbesserung der Immunabwehr
- Förderung des körperlichen, geistigen und seelischen Gleichgewichtes
- Erhaltung und Unterstützung der normalen, gesunden Hautfunktionen durch eine natürliche, gesunde Hautpflege ohne synthetische Farb-, Duft- und Konservierungsstoffe und ohne Zusätze von Mineralölen
- die Aromapflege dient unterstützend zur Förderung und Wiedererlangung der Gesundheit

Wir hoffen, Ihr Interesse geweckt zu haben und freuen uns, Ihnen diese individuelle, wohltuende Pflegemethode anbieten zu dürfen.

Bei weiteren Fragen wenden Sie sich bitte an unser Team. Wir stehen Ihnen jederzeit gerne zur Verfügung.

2.04 | DOKUMENTATION DER AROMAPFLEGERISCHEN ANWENDUNGEN

Zum Schutz der eigenverantwortlichen Tätigkeit ist eine genaue Dokumentation unumgänglich und in den Pflegeprozess zu integrieren.

Folgende Parameter sind hierbei von Relevanz:

- Datum
- Uhrzeit
- Pflegediagnose
- Pflegemaßnahme
- Pflegeprodukt
- Dosierung
- Häufigkeit
- Anwendungsbereich
- diverse Beobachtungen wie Verlauf, Haut, Psyche
- Handzeichen
- Evaluierung

2.05 | SPEZIELLE VORSICHTSMASSNAHMEN BEI SCHWANGEREN, SÄUGLINGEN UND KLEINKINDERN

Hier sind besonders die Dosierung und die Auswahl der ätherischen Öle und Aromapflegeprodukte sowie die Art der Anwendung zu berücksichtigen!

Immer wieder werden Warnhinweise für Schwangere und Kinder gebracht, die sich aber meist auf die innerliche Einnahme der ätherischen Öle beziehen. Diese Hinweise stammen oft aus der französischen Aromatherapie.

Wir möchten nochmals darauf hinweisen, dass wir in diesem Handbuch nicht detailliert auf die Anwendungen bei Säuglinge und Kleinkinder eingehen können, da dies den Rahmen dieses Fachbuches sprengen würde. Spezielles Wissen und Erfahrungsberichte zu diesem Thema erhalten Sie bei entsprechenden Fachseminaren.

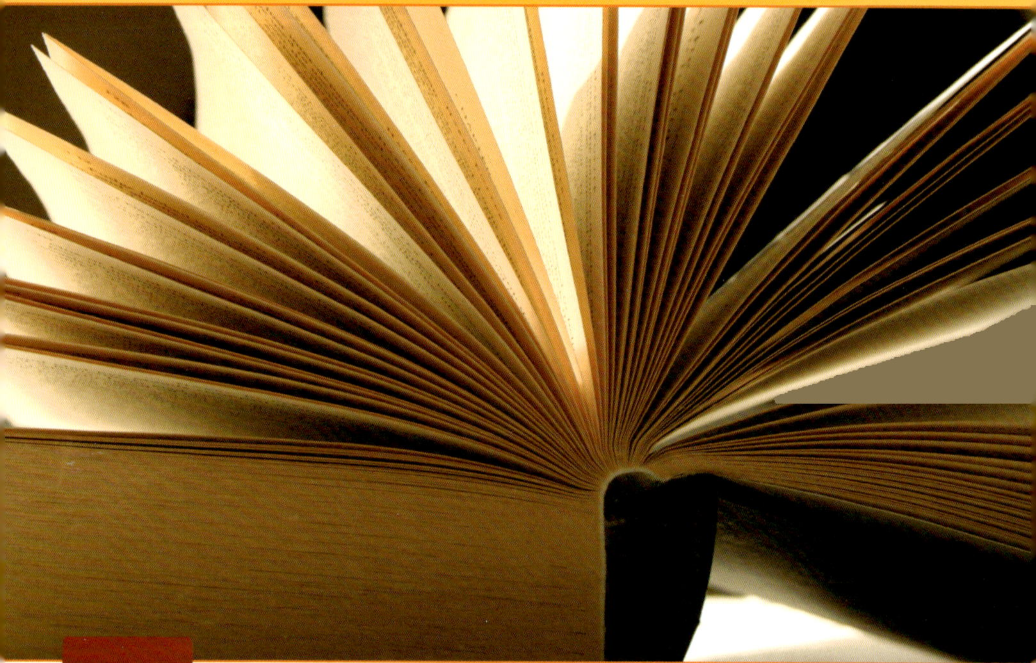

3 GESETZLICHE GRUNDLAGE DER AROMAPFLEGE

Es freut uns ganz besonders, dass wir **Frau Prof. Mag. Dr. iur. Gertrude Allmer** gewinnen konnten, um Ihnen eine rechtliche Auskunft über alternative und komplementäre Pflegemethoden im Rahmen des eigenverantwortlichen Tätigkeitsbereiches des gehobenen Dienstes für **Gesundheits- und Krankenpflege in Österreich** geben zu können.

Frau Prof. Dr. Allmer ist Gesundheits- und Pflegerechtsexpertin, Riskmanagerin, Unternehmensberaterin und Juristin, Univ./FH - Lektorin, Lehrerin für Gesundheits- und Krankenpflege, allgemein beeidete und gerichtlich zertifizierte Sachverständige für Gesundheits- und Krankenpflege, Berufskunde, Arbeitstechnik und Betriebsorganisation, Planung, Ausbildung und Führung von Führungskräften.

Wir möchten uns an dieser Stelle für die Unterstützung bedanken und das „Wort" an sie weiter geben:

3.01 | EINLEITUNG

Immer häufiger kommen in Krankenanstalten sowie in stationären, teilstationären und ambulanten Pflege- und Betreuungseinrichtungen Einreibungen, Wickel und Kompressen, Badewasser usw., unter Einsatz ätherischer Öle, im Rahmen des pflegerischen Handelns zur äußeren Anwendung. Auch werden diese über Duftlampen verdampft und in der Körperpflege eingesetzt.

In der Phyto-Aromatherapie steht die orale Gabe ätherischer Öle im Vordergrund.

Die Pflegeindikationen für die alternative und komplementäre Pflegemethode – „Aromapflege", definieren sich in der Pflegepraxis häufig über die Steigerung der Wirksamkeit weiterer pflegeindizierter Interventionen, die Förderung des Wohlbefindens des Patienten/Klienten/pflegebedürftigen Menschen und die Unterstützung therapeutischer Anordnungen des Arztes.

3.02 | DAS BERUFSBILD DES GEHOBENEN DIENSTES FÜR GESUNDHEITS- UND KRANKENPFLEGE

Das Gesundheits- und Krankenpflegegesetz (in der Folge GuKG) unterscheidet zwischen einem **eigenverantwortlichen, mitverantwortlichen, interdisziplinären und erweiterten bzw. speziellen Tätigkeitsbereich** der gehobenen Dienste für Gesundheits- und Krankenpflege.

Zum Berufsbild der gehobenen Dienste für Gesundheits- und Krankenpflege regelt § 11 Abs. 1 GuKG ganz allgemein, dass dieser der pflegerische Teil der gesundheitsfördernden, präventiven, diagnostischen, therapeutischen und rehabilitativen Maßnahmen zur Erhaltung oder Wiederherstellung der Gesundheit und zur Verhütung von Krankheiten ist.

Abs. 2 leg. cit. schreibt fest, dass der gehobene Dienst die Pflege und Betreuung von Menschen aller Altersstufen bei körperlichen und psychischen Erkrankungen, die Pflege und Betreuung behinderter Menschen, Schwerkranker und Sterbender sowie die pflegerische Mitwirkung an der Rehabilitation, der primären Gesundheitsversorgung, der Förderung der Gesundheit und der Verhütung von Krankheiten im intra- und extramuralen Bereich befähigt.

Die im Abs. 2 angeführten Tätigkeiten beinhalten auch die Mitarbeit bei diagnostischen und therapeutischen Verrichtungen auf ärztliche Anordnung. Damit wird im Rahmen des Berufsbildes die Grundlage für den mitverantwortlichen Tätigkeitsbereich geschaffen.

Die qualifizierte Pflege unterstützt die PatientInnen oder KlientInnen bei der Wiedererlangung oder Stabilisierung ihrer Gesundheit.

Im Gesamtrahmen aller gesundheitsbezogenen Maßnahmen arbeiten die Angehörigen des gehobenen Dienstes für Gesundheits- und Krankenpflege mit anderen Gesundheitsberufen und –diensten zusammen, um die gesellschaftspolitischen Erfordernisse der Förderung von Gesundheit, der Vermeidung von Krankheiten, der Betreuung kranker und behinderter Menschen und der Rehabilitation sicherzustellen. Die gesetzliche Verankerung von Gesundheitsförderung, Prävention und Rehabilitation im Berufsbild der Pflege ist notwendig geworden, weil in einem modernen Gesundheitswesen diesen Bereichen der gleiche Stellenwert wie dem kurativen Bereich zukommen soll.

▸ Der eigenverantwortliche Aufgabenbereich der gehobenen Dienste für Gesundheits- und Krankenpflege

Gemäß § 14 Abs. 1 GuKG umfasst die Ausübung des gehobenen Dienstes für Gesundheits- und Krankenpflege die eigenverantwortliche Diagnostik, Planung, Organisation, Durchführung und Kontrolle aller pflegerischen Maßnahmen im intra- und extramuralen Bereich (Pflegeprozess), die Gesundheitsförderung und – beratung im Rahmen der Pflege, die Pflegeforschung sowie die Durchführung administrativer Aufgaben im Rahmen der Pflege.

Die Ausübung des gehobenen Dienstes für Gesundheits- und Krankenpflege beinhaltet die patienten- bzw. klientenorientierte Pflege nach dem Pflegeprozess, der mit der Einschätzung der Pflegebedürfnisse beginnt und mit der Auswertung der Resultate der Pflegemaßnahmen endet.

Analog zu den Bezeichnungen im medizinischen Behandlungsprozess sind im Abs. 2 leg. cit. die einzelnen Stufen des Pflegeprozesses entsprechend der Pflegefachsprache aufgelistet:

- ***Pflegeanamnese*** – die Sammlung von Informationen über die Patientin/den Patienten, die als Grundlage für die Pflegeplanung dient. Das heißt, die Erhebung der Pflegebedürfnisse und des Grades der Pflegeabhängigkeit des Patienten oder Klienten sowie Feststellung und Beurteilung der zur Deckung dieser Bedürfnisse zur Verfügung stehenden Ressourcen.
- ***Pflegediagnose*** – Feststellung der Pflegebedürfnisse. Das heißt, die Feststellung und Einschätzung der patientenbezogenen Probleme und pflegerischen Bedürfnisse, insbesondere im Hinblick auf die Problemursachen. Sie liefert die Grundlage zur Auswahl von Pflegehandlungen und zum Erreichen erwarteter Pflegeziele und schafft Rahmenbedingungen zur Anwendung der Pflegeplanung.
- ***Pflegeplanung*** – Planung der Pflege. Festlegung von pflegerischen Zielen und Entscheidung über zu treffende pflegerische Maßnahmen.
- ***Durchführung der Pflegemaßnahmen*** – Durchführungsnachweis
- ***Pflegeevaluation*** – Auswertung der Resultate der Pflegemaßnahmen. Durch kontinuierliche Pflegeevaluation wird es der Pflegeperson ermöglicht, die Effektivität der gesetzten pflegerischen Maßnahmen in Bezug auf die Bedürfnisse der Patientin/des Patienten zu steuern.

Zum eigenverantwortlichen Aufgabenbereich in der Gesundheits- und Krankenpflege zählt ebengleich die Mitwirkung an der Pflegeforschung. Wenn die gehobenen Dienste im Rahmen der Pflegeevaluation analysieren, hinterfragen, begründen und die geleistete Pflege sowie den erreichten Fortschritt bewerten, arbeiten sie insbesondere im angewandten pflegewissenschaftlichen Bereich. Sie liefern unverzichtbare Kennzahlen für den theoretisch pflegewissenschaftlichen Ansatz.

Der eigenverantwortliche Tätigkeitsbereich umfasst des Weiteren insbesondere:

- die Dokumentation des Pflegeprozesses
- die Information über Krankheitsvorbeugung und Anwendung von gesundheitsfördernden Maßnahmen
- die psychosoziale Betreuung
- die Organisation der Pflege
- die Anleitung und Überwachung des Hilfspersonals
- die Anleitung und Begleitung der SchülerInnen im Rahmen der Ausbildung

Der Begriff der „Eigenverantwortlichkeit“ im rechtlichen Sinn

Zum richtigen Verständnis des Begriffes „Eigenverantwortlichkeit“ ist klarzustellen, dass die Angehörigen des gehobenen Dienstes für Gesundheits- und Krankenpflege bei der Ausübung der Tätigkeiten, die ihr Berufsbild umfasst, eigenverantwortlich handeln.

Der rechtliche Begriff der Eigenverantwortlichkeit bedeutet die fachliche Weisungsfreiheit – insbesondere auch von ärztlichen „Anweisungen“ – jedes zur Berufsausübung berechtigten Angehörigen des gehobenen Dienstes für Gesundheits- und Krankenpflege im Rahmen seines Berufsbildes, freilich unbeschadet allfälliger grundlegender Anordnungen im Rahmen der Organisation des Pflegedienstes.

Mit dem Terminus „eigenverantwortlich“ wird aber auch zum Ausdruck gebracht, dass Angehörige des gehobenen Dienstes für den „Erfolg“ im strafrechtlichen Sinn bzw. den Schaden im zivilrechtlichen Sinn, der im kausalen Zusammenhang mit dem sorgfaltswidrigen Handeln in der Gesundheits- und Krankenpflege steht, auch in Haftung genommen werden können. Eingelebte Verkehrssitten, ein verbreitetes stationäres „Brauchtum“, rechtfertigen ein sorgfaltswidriges Handeln im Einzelfall nicht.

In diesem Zusammenhang ist auch auf die strafrechtliche Einlassungs- oder Übernahmefahrlässigkeit hinzuweisen. Ist z.B. eine subjektive Sorgfaltswidrigkeit im Sinne von Durchführungsfahrlässigkeit beim pflegerischen, diagnostischen oder therapeutischen Handeln im Einzelfall nicht nachweisbar, so greift die Rechtspraxis mit Vorliebe auf diese Einlassungsfahrlässigkeit zurück. Diese liegt vor, wenn die/der diplomierte Gesundheits- und Krankenschwester/-pfleger Tätigkeiten übernimmt, von denen sie/er weiß oder wissen müsste, dass sie/er diese Tätigkeiten nicht entsprechend der im Einzelfall gebotenen Sorgfalt durchführen kann, sei es aufgrund mangelnder Fähigkeiten und Fertigkeiten bzw. fehlender Ausbildung – z.B. eine diplomierte Gesundheits- und Krankenschwester mit geringer Berufserfahrung und ohne Weiterbildung in der komplementären Pflege, oder aufgrund eines situativen physischen oder psychischen Ausnahmezustandes (vgl. insb. GuK-WV, BGBl II 453/2006) .

In diesen Fällen hat der/die Berufsangehörige die Durchführung der Tätigkeit zu unterlassen (im eigenverantwortlichen Bereich) oder zu verweigern (im mitverantwortlichen Bereich). Der Berufsangehörige hat also nach einer „gesunden Selbsteinschätzung“ zu prüfen, ob er sich selbst imstande sieht, die Durchführungsverantwortung im Sinne seines Berufsbildes und der Notfallkompetenz im Einzelfall zu übernehmen.

Aus dem bereits umfassend Ausgeführten ist ableitbar, dass der gehobene Dienst für Gesundheits- und Krankenpflege insbesondere im Pflegeprozess die Anordnungsverantwortung sowie die Durchführungsverantwortung trägt. Im Einzelfall können vom gehobenen Dienst geplante Pflegemaßnahmen im Sinne des § 84 GuKG zur Durchführung auf die Pflegehilfe delegiert werden.

Daraus ergibt sich schlüssig, dass dem Arzt - auch nicht dem ärztlichen Leiter – im Rahmen des eigenverantwortlichen Tätigkeitsbereiches der gehobenen Dienste für Gesundheits- und Krankenpflege keine Anordnungsberechtigung zukommt.

3.03 | BERUFS-, DIENST- UND ORGANISATIONSRECHTLICHE WEISUNGSBEZIEHUNGEN

Im Unterschied zum Berufsrecht, welches das „Können"/ „Dürfen" festlegt, regelt das Dienstrecht das „Müssen".

Ob daher einer Weisung Folge zu leisten ist, ist keine berufsrechtliche, sondern eine dienstrechtliche Frage. Die berufsrechtlichen Regelungen, hier GuKG, dürfen jedoch nicht außer Acht gelassen werden und stecken die Grenzen des Weisungsrechtes ab, was besonders aufgrund der oftmals schrankenlosen dienstrechtlichen Weisungsbefugnisse wichtig ist. Hinzu kommt, dass mangels ausdrücklicher vertraglicher Regelung das jeweilige Berufsbild Vertragsgegenstand des einzelnen Dienstvertrages wird (vgl. Stärker, Ärztliche Anordnungsbefugnisse nach dem Gesundheits- und Krankenpflegegesetz, RdM, 1998, 3). Aber auch die organisationsrechtlichen Bestimmungen für Krankenanstalten und Kuranstalten sind im Einzelfall, bezogen auf ihre Zweckbestimmung, zu berücksichtigen. Praktisch gesprochen, bedarf die Implementierung eines „Aromapflegekonzeptes" in einen bestimmten Leistungsbereich der Krankenanstalt der nachvollziehbaren Zustimmung des Krankenanstaltenträgers bzw. der kollegialen Führung.

Erteilt z.B. der Rechtsträger der Krankenanstalt der Pflegedirektorin eine dienstrechtliche Weisung, dass die „Pflege mit ätherischen Ölen" mit sofortiger Wirkung einzustellen ist, hat die Pflegedirektorin dieser Weisung Folge zu leisten.

Als Begründung führt der Dienstgeber gegenständlich an, dass gem. § 8 Abs. 2 Krankenanstalten- und Kuranstaltengesetz sowie § 15 Abs. 3 OÖ. Krankenanstaltengesetzes, Patienten von Krankenanstalten nur nach den Grundsätzen und anerkannten Methoden der medizinischen Wissenschaft ärztlich behandelt werden dürfen.
Leistungen wie Aromatherapie, Aura-Heilung, Bach-Blütentherapie, Biologische Terrain-Analyse, Bioresonanztherapie, Colonhydrotherapie, Edelsteinmedizin, Reiki, Eigen-Urintherapie, Haarmineralanalyse, Honigtherapie, Irisdiagnostik, Klangmassage, magische Heilmethoden, Magnettherapie (außer der Magnetfeldtherapie), Pendeln, Schamanismus, Wünschelrute und Zelltherapie, sind nach Auffassung der Versicherungsträger und Ärztekammer wirkungslos oder könnten den Patienten gefährden.

➤ Medizin-wissenschaftliche Organisationsverantwortung des Krankenanstaltenträgers

Patienten einer Krankenanstalt dürfen nur nach den Grundsätzen und anerkannten Methoden der medizinischen Wissenschaft ärztlich behandelt werden (vgl. § 8 Abs. 2 Krankenanstalten- und Kuranstaltengesetz; in der Folge: KAKuG;). Der Krankenanstaltenträger haftet gemäß § 1313 a ABGB für das Verschulden der in der Krankenanstalt beschäftigten MitarbeiterInnen wie für sein eigenes (Erfüllungsgehilfenhaftung).

Zudem darf der ärztliche Dienst in Krankenanstalten nur von Ärzten versehen werden, die nach den Vorschriften des Ärztegesetzes (in der Folge: ÄrzteG) zur Ausübung des ärztlichen Berufes berechtigt sind. Die selbstständige Ausübung des ärztlichen Berufes ist ausschließlich den Ärzten für Allgemeinmedizin und approbierten Ärzten sowie den Fachärzten vorbehalten (vgl. § 3 Abs. 1 ÄrzteG).

Die in Ausbildung zum Arzt für Allgemeinmedizin oder zum Facharzt befindlichen Ärzte (Turnusärzte) sind lediglich zur unselbstständigen Berufsausübung, unter Anleitung und Aufsicht der ausbildenden Ärzte (Ausbildungsverantwortliche, Ausbildungsassistenten) berechtigt (vgl. § 3 Abs. 3 iVm § 9 bis 11 ÄrzteG, sowie § 8 KAKuG).

Bezugnehmend sei auf § 2 Abs. 1 und 2 ÄrzteG verwiesen, wonach der Arzt zur Ausübung der Medizin berufen ist, und diese jede auf medizinisch-wissenschaftlichen Erkenntnissen begründete Tätigkeit, die unmittelbar am Menschen oder mittelbar für den Menschen ausgeführt wird, umfasst. Gemäß § 49 Abs. 1 ÄrzteG, hat der Arzt nach Maßgabe der ärztlichen Wissenschaft und Erfahrung sowie unter Einhaltung der bestehenden Vorschriften (ÄrzteG, Arzneimittelgesetz, Apothekergesetz, GuKG, HebG, usw.), und der fachspezifischen Qualitätsstandards das Wohl der Kranken und den Schutz der Gesunden zu wahren.

Aber auch der gehobene Dienst für Gesundheits- und Krankenpflege hat im Rahmen seiner Berufsausübung das Wohl und die Gesundheit der Patienten, Klienten und pflegebedürftigen Menschen unter Einhaltung der hiefür geltenden Vorschriften und nach Maßgabe der fachlichen und wissenschaftlichen Erkenntnisse und Erfahrungen zu wahren (vgl. § 4 Abs. 1 GuKG).

▸ Anlegung eines hinreichenden Arzneimittelvorrates

Öffentliche Krankenanstalten, die über keine Anstaltsapotheke verfügen, müssen einen hinlänglichen Vorrat an Arzneimitteln, die nach der Eigenart der Krankenanstalt gewöhnlich erforderlich sind, anlegen. Eine Anfertigung oder sonstige Zubereitung von Arzneien ist ohne Anstaltsapotheke nicht zulässig. Diese Krankenanstalten haben einen Konsiliarapotheker zu bestellen, wenn durch die beliefernde Apotheke, die Überprüfung der vorschriftsmäßigen Aufbewahrung und Beschaffenheit der Arzneimittel mindestens einmal vierteljährlich, sowie die fachliche Beratung und Unterstützung des ärztlichen Leiters der Krankenanstalt in Arzneimittelangelegenheiten, nicht sichergestellt ist (vgl. § 20 KAKuG).

Darüber hinaus ist der Arzneimittelvorrat hinsichtlich der vorschriftsmäßigen Aufbewahrung und Beschaffenheit der einzelnen Arzneimittel vom Amtsarzt der Bezirksverwaltungsbehörde, allenfalls soweit nicht die Gebietskörperschaften als Anstaltsträger über eigene Fachkräfte verfügen, unter Beiziehung eines Bediensteten des Bundesinstituts der Arzneimittel in Wien, mindestens einmal in zwei Jahren zu überprüfen (vgl. § 20 Abs. 2 KAKuG)

Für öffentliche Krankenanstalten, die eine Anstaltsapotheke betreiben, gelten insbesondere die Bestimmungen der § 35 – 40 Apothekengesetz.

▸ Richtlinien für Konsiliarapotheker von Krankenanstalten

Die Arzneiwaren (Arzneispezialitäten, magistrale Zubereitungen, Arzneidrogen, Tees, Arzneiwirkstoffe) und sonstigen unter entsprechenden Bedingungen im Arzneimitteldepot allenfalls bevorrateten Artikel (z.B. Verbandstoffe, Heilbehelfe, Desinfektionsmittel, usw.), sind aus Gründen einer zur periodischen Lagerumwälzung unbedingt notwendigen – optimalen Übersichtlichkeit unterteilt nach ihrer Art, innerhalb dieser wieder alphabetisch und zumindest bei Arzneispezialitäten außerdem differenziert nach den

Darreichungsformen zu lagern. Zubereitungen von zeitlich beschränkter Haltbarkeit (Ablaufpräparate) sollen nach Möglichkeit getrennt von den übrigen Arzneimitteln aufbewahrt werden. Sofern dies nicht geschieht, sind Ablaufpräparate bei der Übernahme in das Arzneimitteldepot mit einer entsprechenden auffälligen Kennzeichnung zu versehen. Suchtgifte sind getrennt, unter Sperre und möglichst einbruchssicher aufzubewahren.

Die Bestellung von Arzneistoffen, magistralen Zubereitungen und dergleichen ist so zu gestalten, dass dabei der jeweilige Bedarf der einzelnen Stationen im Wesentlichen berücksichtigt wird. Die Lieferapotheke kann in diesem Falle bei ihren Abfüllungen bereits eine Anpassung an diesen Bedarf vornehmen. Dadurch sind nur eine ordnungsgemäße Signierung und vorschriftsmäßige Gefäße sowie die Einhaltung allfälliger spezifischer Arzneibuchvorschriften gewährleistet, es können auch Ab- bzw. Umfüllungen im Bereich der Krankenanstalt selbst – solche sind ebenso wie eine Anfertigung von Arzneizubereitungen tunlichst zu unterlassen – unterbleiben.
Das Abfüllen von Arzneispezialitäten aus Groß- bzw. Klinikpackungen im Bereiche der Krankenanstalt hat nach Tunlichkeit zu unterbleiben. Sollten derartige Abfüllungen unumgänglich notwendig sein, ist strengstens darauf zu achten, dass die Behältnisse für die Teilmengen der aufgeteilten Großpackungen/Klinikpackungen eine ordnungsgemäße und vollständige Signierung (Name, Stärke, Chargenummer, Lagerbedingungen, Ablaufdatum) aufweisen (vgl. Richtlinien für Konsiliarapotheker, Erlass BMGU vom 05. 05. 1977, Zl. 51.300/2-9/1976, idF Erlass BMGU vom 21. 07. 1980, Zl. II-51.300/1-9b/80).

1.) Begriffsbestimmung „Arzneimittel“

A.) „Arzneimittel“

sind Stoffe oder Zubereitungen aus Stoffen, die nach der allgemeinen Verkehrsauffassung dazu dienen oder nach Art und Form des Inverkehrbringens dazu bestimmt sind, bei Anwendung am oder im menschlichen oder tierischen Körper,

- Krankheiten, Leiden, Körperschäden oder krankhafte Beschwerden zu heilen, zu lindern, zu verhüten oder zu erkennen
- die Beschaffenheit, den Zustand oder die Funktionen des Körpers oder seelische Zustände erkennen zu lassen
- vom menschlichen oder tierischen Körper erzeugte Wirkstoffe oder Körperflüssigkeiten zu ersetzen
- Krankheitserreger, Parasiten oder körperfremde Stoffe abzuwehren, zu beseitigen oder unschädlich zu machen
- die Beschaffenheit, den Zustand oder die Funktionen des Körpers oder seelische Zustände zu beeinflussen (vgl. § a1Abs 1 ArzneimittelG).

Keine Arzneimittel sind unter anderem:

- Natürliche Heilvorkommen und Produkte aus einem natürlichen Heilvorkommen, sofern nicht deren Zusammensetzung durch die Beifügung von Stoffen und Einfluss auf die Wirksamkeit verändert wurde, oder auf Grund der Wissenschaften auch bei bestimmungsgemäßem Gebrauch unerwünschte Wirkungen beim Menschen zu erwarten sind.

- Stoffe und Zubereitungen aus Stoffen, die ausschließlich prophylaktischen Zwecken dienen, um Krankheitserreger, Parasiten oder körperfremde Stoffe abzuwehren, zu beseitigen oder unschädlich zu machen, sofern ihre Anwendung und Wirkung auf die gesunde Haut und deren Anhangsgebilde beschränkt sind und sofern sie nicht zur Anwendung am Patienten vor operativen oder anderen medizinischen Eingriffen, die eine Desinfektion der Haut voraussetzen, bestimmt sind.
- Stoffe oder Zubereitungen aus Stoffen, die ausschließlich dazu bestimmt sind, nach komplementärmedizinischen Methoden angewendet zu werden, sofern sie weder nach der allgemeinen Verkehrsauffassung noch nach Art und Form des Inverkehrbringens dazu dienen oder dazu bestimmt sind, die Zweckbestimmungen eines Arzneimittels zu erfüllen, es sei denn, es handelt sich um Stoffe oder Zubereitungen aus Stoffen, die nach homöopathischen Grundsätzen und Verfahrenstechniken hergestellt sind.
- Medizinprodukte nach dem Medizinproduktegesetz, BGBl 657/1996 idgF. (vgl § 1 Abs 3 ArzneimittelG).

B.) „Stoffe"

sind:

- Chemische Elemente, chemische Verbindungen sowie deren Gemische und Lösungen
- Pflanzen, Pflanzenteile und Pflanzenbestandteile in jeglicher Form
- Tierkörper sowie Körperteile, -bestandteile und Stoffwechselprodukte von Menschen oder Tier in jeglicher Form
- Mikroorganismen und Viren sowie deren Bestandteile oder Produkte (vgl § 1 Abs 4 ArzneimittelG).

C.) „Arzneispezialitäten"

sind Arzneimittel, die im Voraus stets in gleicher Zusammensetzung hergestellt und unter gleicher Bezeichnung in einer zur Abgabe an den Verbraucher oder Anwender bestimmten Form in Verkehr gebracht werden (vgl § 1 Abs 5 ArzneimittelG).

D.) „Apothekeneigene Arzneispezialitäten"

sind Arzneispezialitäten, die nur aus Bestandteilen hergestellt werden, die in der Österreichischen Arzneitaxe oder in einer Verordnung gemäß § 17 a angeführt sind, die hinsichtlich der Dosierung und Art der Anwendung nicht der Rezeptpflicht unterliegen und die nur in der Apotheke abgegeben werden, in der sie ganz oder überwiegend hergestellt werden (vgl § 1 Abs 6 ArzneimittelG).

2.) Herstellen von Arzneimitteln

„Herstellen" ist das Gewinnen, das Anfertigen, das Zubereiten, das Be- oder Verarbeiten, das Umfüllen einschließlich des Abfüllens und das Abpacken von Arzneimitteln sowie das Kennzeichnen von Arzneispezialitäten.

3.) „Anwender" von Arzneimitteln

„Anwender" von Arzneimitteln sind Ärzte, Tierärzte, Dentisten, Hebammen, Angehörige des gehobenen Dienstes für Gesundheits- und Krankenpflege, Angehörige des gehobenen medizinisch-technischen Dienstes, Rechtsträger der Krankenanstalten ohne eigene Anstaltsapotheke und sonstiger Sanitätseinrichtungen, soweit diese Arzneimittel zur Erfüllung ihrer Aufgaben benötigt werden (vgl. § 2 Abs. 1 ArzneimittelG).

Der gehobene Dienst für Gesundheits- und Krankenpflege ist berechtigt, nach schriftlicher, ärztlicher Anordnung Medikamente im Sinne eines Arzneimittels zu verabreichen, und hat die durchgeführte Maßnahme mit Unterschrift oder Handzeichen zu dokumentieren (vgl. § 15 Abs. 3 und 5 Z 1 GuKG iVm § 49 Abs. 3 ÄrzteG).

Phyto-Aromatherapeutische Maßnahmen, wie z.B. Trockeninhalationen, Wasserdampfinhalationen, Heilkräutertees, orale Einnahme von ätherischen Ölen, bedürfen jedenfalls einer schriftlichen ärztlichen Anordnung, und setzen damit eine medizin-wissenschaftliche Indikation voraus.

3.04 | ZUSAMMENFASSUNG

Die **äußere Anwendung von ätherischen Ölen**, welche **keine Arzneimittel** sind, bedürfen insoweit **keiner schriftlichen ärztlichen Anweisung**, wenn diese **pflegeindiziert**, im Rahmen des pflegediagnosenorientierten Pflegeprozesses vom gehobenen Dienst für Gesundheits- und Krankenpflege, mit nachvollziehbaren Kenntnissen und Fertigkeiten in der Aromapflege angeordnet und durchgeführt werden.

Das **Mischen** von fetten Ölen und ätherischen Ölen zur äußeren Anwendung, z.B. zur Hautpflege, ist pflegeindiziert **nicht zulässig**. Die **selbstständige Herstellung** von Aromapflegeprodukten ist dem gehobenen Dienst für Gesundheits- und Krankenpflege berufsrechtlich **untersagt**, und hat ausschließlich von legitimierten Apotheken bzw. Anstaltsapotheken oder Konsiliarapotheken zu erfolgen.

Das **Hinzufügen** ätherischer Öle mit einem Emulgator in die Waschschüssel bzw. in das Badewasser ist **pflegeindiziert möglich**, da das Waschwasser kein Endprodukt darstellt.

Immer aber wird von wesentlicher Bedeutung sein, dass der Krankenanstaltenträger bzw. die kollegiale Führung des Krankenhauses, der Anwendung komplementären Pflegemethoden organisationsrechtlich zugestimmt hat, und diese Pflegemethoden im Sinne der „Aromapflege", dem aktuellen pflegewissenschaftlichen Stand entsprechen. Bezugnehmende Prozessstandards systematisieren die Verfahrensweisen nach nachvollziehbaren und nachprüfbaren Regeln und müssen im Schutzinteresse des Patienten, Klienten und pflegebedürftigen Menschen regelmäßig evaluiert und kontinuierlich verbessert werden.

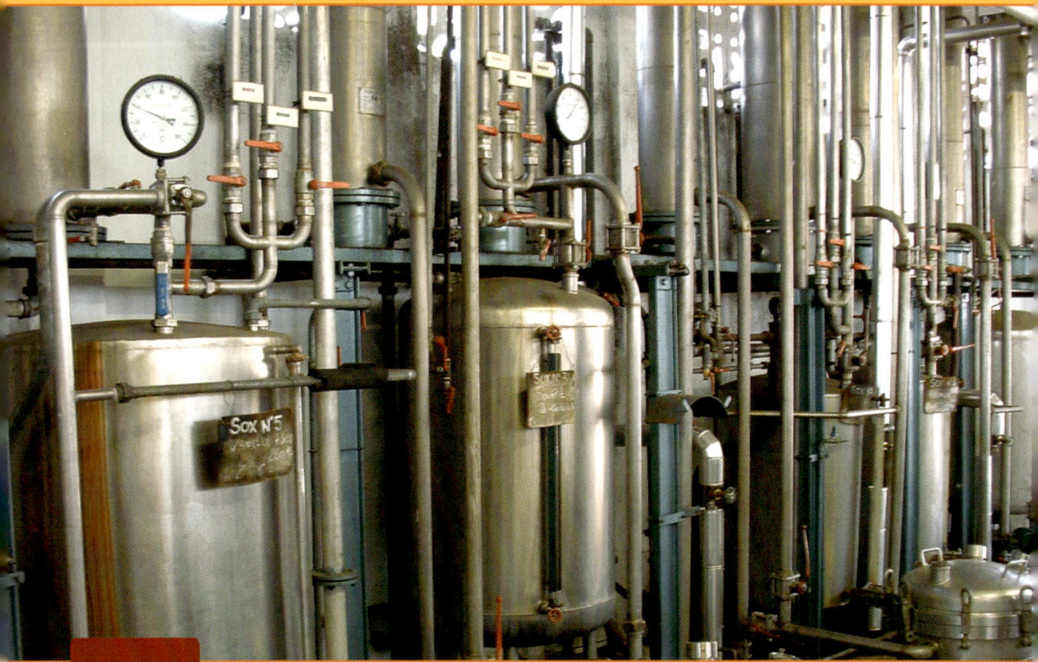

4 ÄTHERISCHE ÖLE

4.01 | GEWINNUNGSMETHODEN

Die Kunst, hochwertige ätherische Öle gewinnen zu können, erfordert viel Wissen um Anbau, richtigen Erntezeitpunkt, Wahl der Gewinnungsmethode und vieles mehr. Es benötigt neben einer meist jahrelangen Erfahrung viel Fingerspitzengefühl.

Ätherische Öle werden ausschließlich durch Kaltpressung und die angeführten Destillationsverfahren gewonnen. Es wird noch unterschieden zwischen Resinoiden und Absolues, für die es eigene Techniken der Gewinnung gibt.

➤ Kaltpressung/Expression der Fruchtschale

Alle Zitrusschalenöle (Agrumenöle) werden meist durch Kaltpressung der Fruchtschale gewonnen. Die Schalen werden zerkleinert, mit Wasser vermischt, maschinell gepresst und anschließend wird das ätherische Öl mittels Zentrifuge getrennt und zum Schluss noch gefiltert. Da bei diesem Vorgang die Moleküle der Insektizide und Herbizide besonders leicht in das ätherische Öl gelangen können, ist hier auf eine biologisch kontrollierte Anbaumethode unbedingt zu achten.

Im ätherischen Öl befinden sich auch Wachsanteile, die zu einer Eintrübung oder Partikelbildung führen können, ohne eine Qualitätseinbuße hervorzurufen.

➤ Destillationsverfahren

1.) Wasserdampfdestillation

Dies ist die klassische und die am häufigsten verwendete Methode.

Das Grundprinzip funktioniert folgendermaßen: der Dampf des erwärmten Wassers gelangt mit ca. 100°C über ein Rohr zum so genannten Alambique (Behälter), in dem sich das Pflanzenmaterial befindet. Der Wasserdampf löst die Öltröpfchen aus dem Pflanzenmaterial heraus und verbindet sich mit den flüchtigen Duftstoffen. Anschließend wird dieses Dampfgemisch über ein gekühltes Rohrsystem abgeleitet und kondensiert. Im letzten Auffanggefäß (Florentinerflasche) trennt sich das Kondensat (Destillat) in Hydrolat und ätherisches Öl, wobei das meist leichtere ätherische Öl obenauf schwimmt, ähnlich einem Ölteppich.

2.) Wasserdestillation

Sie findet nur noch selten Verwendung, so z.B. zur Gewinnung des Rosenöles.

Hier wird das Pflanzenmaterial im Wasser direkt erhitzt und zum Kochen gebracht. Der anschließende Verlauf ist derselbe, wie bereits zuvor bei dem Verfahren der Wasserdampfdestillation beschrieben.

3.) Hydro - Diffusion (Perkolation)

Hier wird das Pflanzenmaterial mit Wasserdampf von oben beschossen. Anschließend verläuft auch hier das Verfahren gleich wie bei der klassischen Wasserdampfdestillation. Diese Methode kommt selten zum Einsatz.

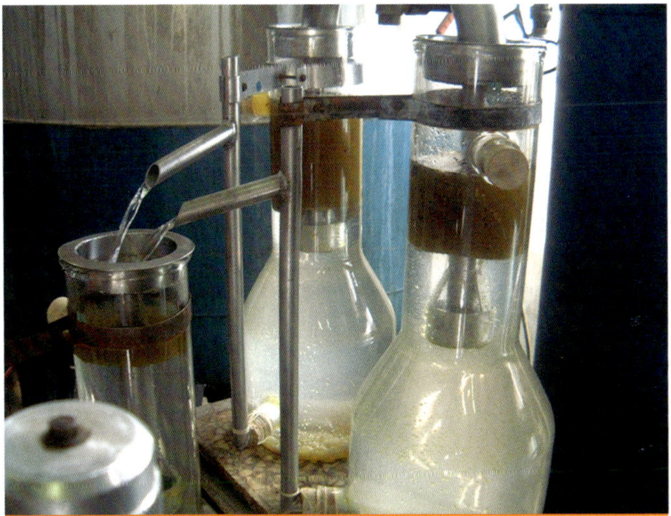

1 | Florentinerflaschen - Trennung ätherisches Öl von Hydrolat

▸ Auszugsverfahren (Extraktion)

Produkte, die durch Extraktion von Pflanzenmaterial (meist Blüten) gewonnen werden, bezeichnet man als Absolue und nicht als ätherisches Öl . Resinoide sind mit Lösungsmittel extrahierte Harze.

Die verschiedenen Extraktionsverfahren werden bei ganz empfindlichen Blüten angewendet, die eine Destillationstemperatur von meist 100°C nicht aushalten würden. Dies betrifft Blüten wie Jasmin, Tuberose, Frangipani oder Champaca.

Bei den Extraktionsverfahren wird unterschieden zwischen:

1.) Enfleurage

Wegen der hohen Herstellungskosten wird diese heutzutage meist nur noch zu Demonstrationszwecken (z.B. in Duftmuseen) durchgeführt.

Auf Glasplatten wird dünn Fett (meist gereinigtes Schweinefett) aufgetragen. In Handarbeit werden diese Platten mit dem empfindlichen Blütenmaterial belegt und für ca. 12-24 Stunden so belassen. Anschließend wird das ganze Blütenmaterial entfernt und durch Neues ersetzt. Dieser Vorgang wiederholt sich oft bis zu 36mal. Das Fett ist mit den fettlöslichen Duftstoffen des Blütenmaterials angereichert. Diese Duftstoffe werden mit Alkohol aus dem Fett herausgelöst und anschließend wird der Alkohol abgedampft.

2.) Lösungsmittelextraktion

Das Pflanzenmaterial wird in einem Behälter mit dem verwendeten Lösungsmittel wie z.B. Hexan, Toluol, Aceton oder mit Äthanol (Trinkalkohol) vermischt und vorsichtig erwärmt. Die Duftstoffe werden langsam ins Lösungsmittel abgegeben. Das Lösungsmittel wird anschließend unter Vakuum abdestilliert. Dies ist jedoch meist nicht zu 100% möglich, deswegen werden die Absolues immer auf Lösungsmittelrückstände kontrolliert. Hier gibt es strenge Richtlinien, in denen die Grenzwerte der Lösungsmittelrückstände fest gelegt sind. Diese dürfen nicht überschritten werden.

Es entsteht das so genannte „Concrete" (wachshältige Paste). Dieses wird zusammen mit Alkohol auf ca. 50°C erwärmt und verflüssigt. Anschließend lässt man es abkühlen und filtert es. Um das Absolue zu erhalten, wird der Alkohol durch Destillation verdampft. Diese Methode wird auch zur Herstellung der Resinoide verwendet.

3.) Kohlendioxidextraktion

Diese Methode ist nicht weit verbreitet, da sie sehr kostenintensiv und in der Durchführung sehr schwierig ist. Daher führen wir sie nur der Vollständigkeit halber an, gehen aber nicht genauer darauf ein.

4.02 | BESCHREIBUNG ÄTHERISCHER ÖLE

Wir arbeiten seit vielen Jahren mit ätherischen Ölen und haben auf Grund unseres Wissens und unserer Erfahrungen einige für den Pflegebereich besonders „wichtige“ ätherische Öle zusammengestellt.

Mit der Auswahl der ätherischen Öle haben wir uns an den bereits bestehenden Erfahrungsschatz und den neuesten Erkenntnissen der Aromapflege und Aromatherapie orientiert.

Die Informationen über die ätherischen Öle sollen dazu dienen, diese zielgerichtet zur Prophylaxe und zur Gesundheitspflege im eigenverantwortlichen Bereich einzusetzten. Die zum Teil beschriebenen therapeutischen Wirkungen sollten Sie dazu anhalten, die ätherischen Öle nach Absprache mit dem Arzt im mitverantwortlichen Bereich als therapeutische Maßnahme anzuwenden.

Wir möchten Sie darauf hinweisen, dass z.B. Lavendelöl nicht gleich Lavendelöl ist. Deswegen haben wir bei den einzelnen Beschreibungen der ätherischen Öle immer die genaue botanische Bezeichnung und den für die Gesundheits- und Krankenpflege wichtigsten Chemotypen aus der jeweiligen Pflanzengattung ausgewählt.

Auf die Anwendungsformen zu den jeweiligen ätherischen Ölen haben wir bewusst verzichtet, da der gewissenhafte, verantwortungsvolle und richtige Einsatz ätherischer Öle am Patienten nicht ohne den Besuch eines Basis- bzw. Einführungsseminars erfolgen soll. Die Anwendungsformen und der korrekte Einsatz der einzelnen ätherischen Öle wurde bereits beschrieben (siehe ab Seite 17).

Weiters können wir nicht auf die unterschiedlichen Altersstufen von Kindern, sowie auf die verschiedenen Fachbereiche in der Pflege und den dazu passenden ätherischen Öle eingehen. Dies würde den Rahmen dieses Buches sprengen.

Wir wollen hier auch nicht auf die Biochemie und die Wirkung der einzelnen Inhaltsstoffe eingehen. Wir haben für dieses Aromapflege-Handbuch die Inhaltsstoffe sowie die Mengenangaben aus dem Buch "Praxis Aromatherapie" (Ruth von Braunschweig und Monika Werner | Haug Verlag | 2006) übernommen.

Es ist uns wichtig, an dieser Stelle nochmals an die Berücksichtigung des eigenverantwortlichen Tätigkeitsbereiches der Angehörigen des gehobenen Dienstes für Gesundheits- und Krankenpflege und an den Rahmen des Gesundheits- und Krankenpflegegesetzes, wie bereits ausgeführt, zu erinnern.

BENZOE SIAM

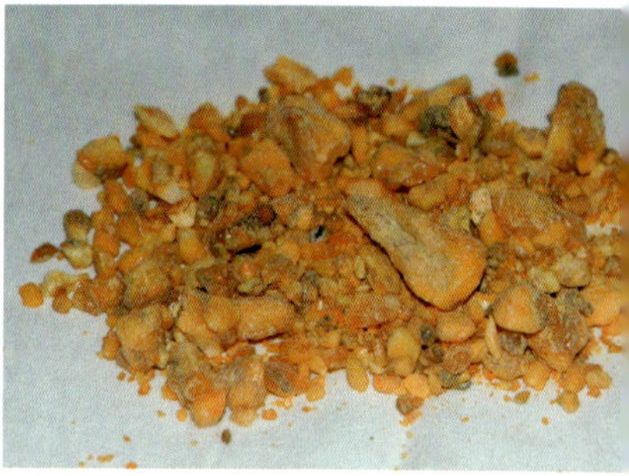

Körperliche Wirkungen:

- antiseptisch
- antimikrobiell
- desodorierend
- epithelisierend
- hautschützend, hautpflegend
- wundheilend
- schleimlösend, hustenreizlindernd
- krampflösend
- entzündungshemmend

Psychische Wirkungen:

- stressabbauend
- einhüllend
- harmonisierend
- vermittelt Geborgenheit und Sicherheit
- angstlösend
- entspannend

Vorsichtsmaßnahmen:

- In physiologischer Dosierung sind keine Nebenwirkungen bekannt.

Lateinischer Name:
Styrax tonkinensis

Pflanzenfamilie:
Styraceae (Styraxbaumgewächse)

Herkunft:
Thailand, Laos, Vietnam, Kambodscha, Malaysia, Indien

Gewinnungsmethode:
Alkoholextraktion des Harzes; man benötigt ca 1,5 kg Harz zur Herstellung von 1 kg Benzoe – Resinoid

Inhaltsstoffe:
60-80% aromatische Ester (v.a. Benzylbenzoat), 10-20% aromatische Säuren (v.a. Benzoesäure), 1-2% aromatische Aldehyde (Vanillin)

Duftprofil:
sinnlich – warm, süßlich, vanilleähnlich

BERGAMOTTE

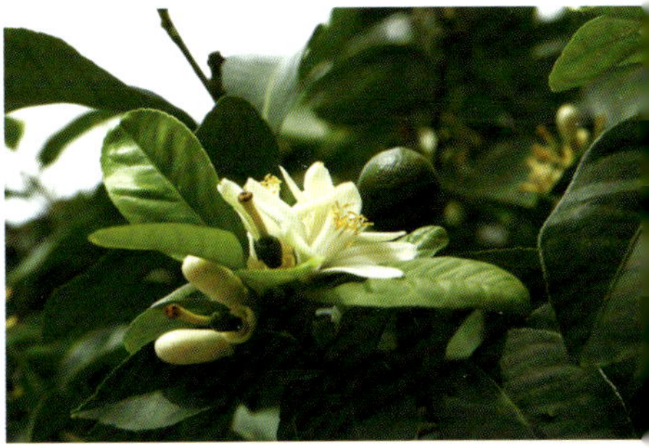

Körperliche Wirkungen:

- antiseptisch
- stark antibakteriell
- antiviral
- fiebersenkend
- appetit- und verdauungsanregend
- entzündungshemmend
- epithelisierend
- hautregenerierend
- juckreizlindernd
- krampflösend

Psychische Wirkungen:

- stimmungsaufhellend
- stark antidepressiv
- stresslösend
- entspannend
- angstlösend
- harmonisierend

Vorsichtsmaßnahmen:

- In Kombination mit warmem Wasser niedrig dosieren, da es ansonsten zu Hautreizungen kommen kann.
- Bergamotte ist auf Grund der Inhaltsstoffe dem Lavendelöl sehr ähnlich (Linalylacetat und Linalool) hautfreundlich und mild; es enthält jedoch Furocumarine, die eine phototoxische Reaktion bei Sonnenbestrahlung hervorrufen können - daher vorsichtig einsetzen.

Lateinischer Name:
Citrus aurantium var. bergamia

Pflanzenfamilie:
Rutaceae (Rautengewächse)

Herkunft:
Ursprünglich stammt sie aus Asien, heute wird sie vor allem in Kalabrien (Süditalien) kultiviert; weiters zu finden in Spanien, Südafrika, La Reunion und Kalifornien

Gewinnungsmethode:
Kaltpressung der grünen Fruchtschalen; aus ca. 200 kg gewinnt man 1 kg ätherisches Öl

Inhaltsstoffe:
30-45% Ester (v.a.Linalylacetat), 30-45% Monoterpene (v.a.(+) Limonen), 10-25% Monoterpenole (v.a.Linalool), 5% Cumarine (v.a.Furocumarine), bis 5% Monoterpenaldehyde, bis 1% Sesquiterpene und Sesquiterpenole, in Spuren Sesquiterpenketone und –aldehyde sowie aromatische Ester (Methylanthranilat), geringe Spuren von anderen Stoffgruppen wie Indol und Jasmon

Duftprofil:
frisch, fruchtig, lebhaft-warm

CAJEPUT

Körperliche Wirkungen:

- schleimlösend
- auswurffördernd
- antiseptisch
- antibakteriell
- stark antiviral
- schmerzlindernd (Muskulatur, Nerven)
- durchblutungsfördernd
- hustenreizlindernd
- entzündungshemmend
- abwehrsteigernd (besonders wirksam als Erkältungs- und Grippeprophylaxe)

Psychische Wirkungen:

- energetisierend
- konzentrationsfördernd
- sehr wertvolles Nerventonikum
- belebend

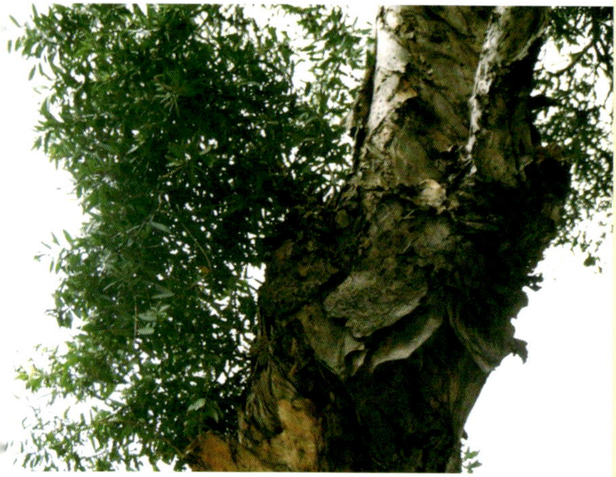

Vorsichtsmaßnahmen:

- Nicht bei Kindern mit obstruktiven Ventilationsstörungen (Atemwegserkrankungen) verwenden, ansonsten auch für Kinder ein sehr gut geeignetes ätherisches Öl.

Lateinischer Name:
Melaleuca cajeputi

Pflanzenfamilie:
Myrtaceae (Myrtengewächse)

Herkunft:
Ursprünglich stammt der Cajeputbaum von den Molukken; heute beheimatet in weiten Gebieten Australiens, Malaysia, Indien, Indonesien, Vietnam

Gewinnungsmethode:
Wasserdampfdestillation der Blätter und jungen Zweigspitzen; man benötigt bis zu 125 kg Pflanzenmaterial für 1 kg ätherisches Öl

Inhaltsstoffe:
50-65% Oxide (v.a. 1,8-Cineol), 25-40% Monoterpene (v.a. Pinen), 6-15% Monoterpenole (v.a. alpha-Terpineol), 3-5% Sesquiterpene und bis zu 3% Sesquiterpenole

Duftprofil:
eukalyptusähnlich, jedoch milder mit einer fruchtigen Note

CISTROSE

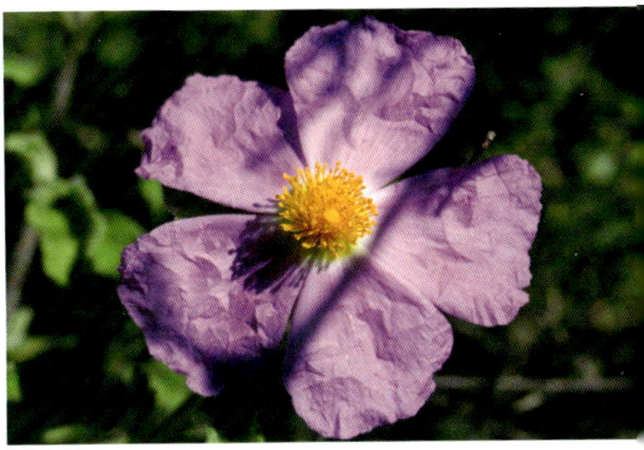

Körperliche Wirkungen:

- antiviral
- antibakteriell
- antimykotisch
- entzündungshemmend
- entstauend
- stark wundheilend
- hautpflegend
- durchblutungsfördernd
- geweberegenerierend- und straffend
- blutstillend
- abwehrsteigernd

Psychische Wirkungen:

- stärkend
- stimmungsaufhellend
- wärmend
- entspannend
- ausgleichend

Vorsichtsmaßnahmen:

- In physiologischer Dosierung angewandt, sind keine Nebenwirkungen bekannt.

Lateinischer Name:
Cistus ladaniferus L.

Pflanzenfamilie:
Cistaceae (Cistrosengewächse)

Herkunft:
stammt vermutlich ursprünglich aus Kleinasien; heute überwiegend in Spanien, Portugal und Südfrankreich anzutreffen

Gewinnungsmethode:
Wasserdampfdestillation aus den Blättern und Zweigen; aus ca. 250 kg Pflanzenmaterial gewinnt man 1 kg ätherisches Öl

Inhaltsstoffe:
40-50% Monoterpene (v.a. alpha-Pinen), 5-15% Monoterpenole (v.a. Borneol), 5-15% Ester (v.a.Bornylacetat), 5-10% Sesquiterpene, 5% Sesquiterpenole, Diterpenole in Spuren (Labdanol), 4-7% Monoterpenketone, 3-5% Monoterpenaldehyde, bis 1,5% Eugenol, in Spuren aromatische Ester und Alkohole, Spuren von Sesquiterpenketonen und -aldehyden sowie aromatische Aldehyde

Duftprofil:
würzig-balsamisch, ambraartig, mit einem holzigen, leicht scharfen Unterton

DAMASZENER-ROSE Destillat

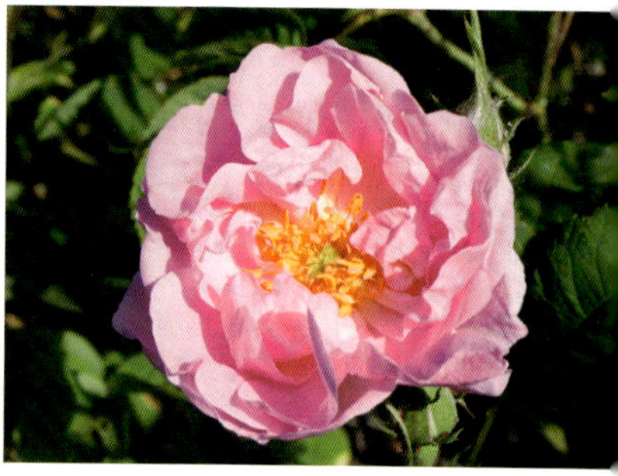

Körperliche Wirkungen:

- antibakteriell
- antiseptisch
- antiviral
- antimykotisch
- entzündungshemmend
- hautpflegend
- hautregenerierend
- lymphflussanregend
- entspannend
- schmerzlindernd
- hormonell ausgleichend
- herzstärkend
- choleretisch

Psychische Wirkungen:

- harmonisierend
- stimmungsaufhellend
- ausgleichend bei emotionalen Schwankungen
- tröstend
- angstlösend
- stressreduzierend
- hilfreicher Begleiter in schwierigen Situationen (auch während des Sterbeprozesses)

Vorsichtsmaßnahmen:

- In physiologischer Dosierung angewandt, sind keine Nebenwirkungen bekannt. Das mit chemischen Lösungsmitteln (z.B. Hexan oder Aceton) hergestellte Absolue der Rose enthält andere Inhaltsstoffe und wird in der Aromapflege selten verwendet.

- Im Pflegebereich wird hauptsächlich das kostengünstigere und leichter dosierbare 10%ige Rosenöl (verdünnt mit Alkohol oder Jojobaöl) eingesetzt.

Lateinischer Name:
Rosa damascena

Pflanzenfamilie:
Rosaceae (Rosengewächse)

Herkunft:
stammt ursprünglich aus dem Orient; heute wird sie hauptsächlich in Bulgarien, Frankreich und der Türkei angebaut

Gewinnungsmethode:
Wasserdestillation der frischen Blütenblätter; man benötigt ca. 5000 kg um 1 kg Rosenöl zu erhalten

Inhaltsstoffe:
65-75% Monoterpenole (v.a. Citronellol und Geraniol), bis 4% Ester (v.a. Citronellylacetat, Geranylacetat), 2-3% aromatische Alkohole (v.a. Phenylethylalkohol), 2-3% Ether (Methyleugenol), 1,5-3% Sesquiterpene, 1,5% Sesquiterpenole, bis 1% Oxide (Rosenoxide), bis 1% Sesquiterpenketone (Rosenketone), in Spuren Eugenol, Monoterpenaldehyde, Monoterpene, aromatische Säuren und weitere Stoffgruppen in Spuren

Duftprofil:
ein unglaublich betörender Duft, blumig – weich, erinnert ein wenig an Honig

EUKALYPTUS RADIATA

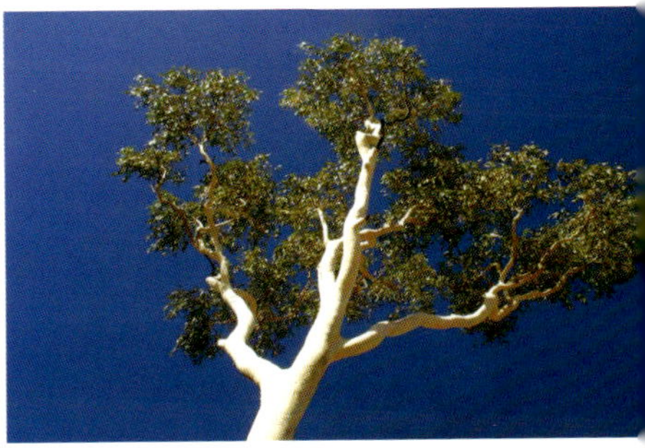

Körperliche Wirkungen:

- stark antiviral und antibakteriell (besonders gegen Staphylokokken, Streptokokken und Pneumokokken)
- antimykotisch
- schleimlösend
- auswurffördernd
- schmerzlindernd
- entzündungshemmend
- fiebersenkend
- abwehrsteigernd (besonders wirksam als Erkältungs- und Grippeprophylaxe)
- durchblutungsfördernd

Psychische Wirkungen:

- konzentrationsfördernd
- anregend
- erfrischend
- belebend

Vorsichtsmaßnahmen:

- Eine Überdosierung kann eine paradoxe Wirkung in den Atemwegen hervorrufen (Verlangsamung des Flimmerepithels).
- Nicht für Personen mit obstruktiven Ventilationsstörungen (Atemwegserkrankungen) sowie für Säuglinge und Kleinkinder verwenden.
- Bei Hypertoniepatienten ist eine Ganzkörperpflege auf Grund der anregenden Wirkung nicht zu empfehlen.
- Für Kinder ist Eukalyptus radiata verwendbar.

Lateinischer Name:
Eucalyptus radiata

Pflanzenfamilie:
Myrtaceae (Myrtengewächse)

Herkunft:
die ursprüngliche Heimat ist Australien, heute wird der Eukalyptus in einigen anderen tropischen Gegenden, sowie in Südamerika und Südeuropa kultiviert.

Gewinnungsmethode:
Wasserdampfdestillation der Blätter und jungen Zweigspitzen; man benötigt 50 kg Pflanzenmaterial, um 1 kg ätherisches Öl zu erhalten

Inhaltsstoffe:
65-80% Oxide (v.a.1,8-Cineol), 10-18% Monoterpene (v.a.alpha-Pinen, Limonen), 8-15% Monoterpenole (v.a. alpha-Terpineol), bis 2% Sesquiterpene, 1% Monoterpenaldehyde

Eukalyptus radiata ist von allen Eukalyptussorten der mildeste und verträglichste.

Duftprofil:
intensiv, frisch, kampferartig

GERANIE – ROSENGERANIE

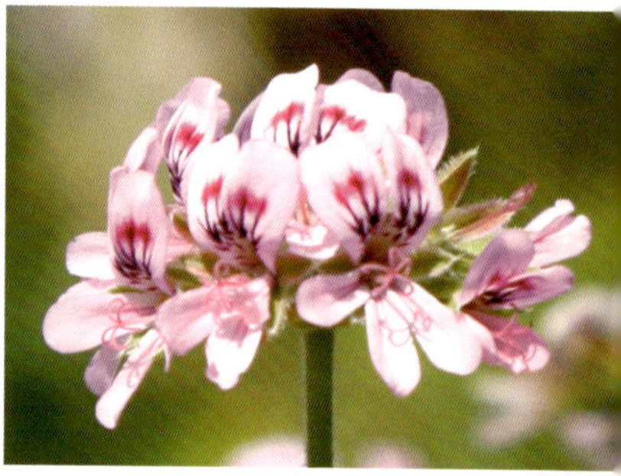

Körperliche Wirkungen:

- antiseptisch und antiviral
- antibakteriell und antimykotisch
- hautpflegend und epithelisierend
- wundheilend und narbenglättend
- adstringierend
- venenstärkend
- lymphflussanregend
- entschlackend
- hormonell ausgleichend

Psychische Wirkungen:

- ausgleichend und harmonisierend
- beruhigend und angstlösend
- tröstend
- stressabbauend
- stärkend

Vorsichtsmaßnahmen:

- Es handelt sich um ein sehr gut verträgliches ätherisches Öl. In physiologischer Dosierung sind keine Nebenwirkungen bekannt.

Lateinischer Name:
Pelargonium graveolens

Pflanzenfamilie:
Geraniaceae
(Storchenschnabelgewächse)

Herkunft:
stammt aus Marokko und wird heute in Russland, Europa, Ägypten, Japan, China und Mittelamerika angebaut

Gewinnungsmethode:
Wasserdampfdestillation der Blätter; man erhält aus ca. 500 kg Pflanzenmaterial 1 kg ätherisches Öl

Inhaltsstoffe:
50-65% Monoterpenole (v.a. Citronellol, Geraniol), 15-30% Ester (v.a. Geranylacetat), 5-10% Monoterpenketone (v.a.Iso-Menthon), 5-8% Sesquiterpene, 5-7% Sesquiterpenole, 5% Monoterpenaldehyde (v.a.Citral), 3-5% Oxide (v.a.Rosenoxide), in Spuren aromatische Ester und Eugenol

Duftprofil:
rosenähnlich, balsamisch, blumig

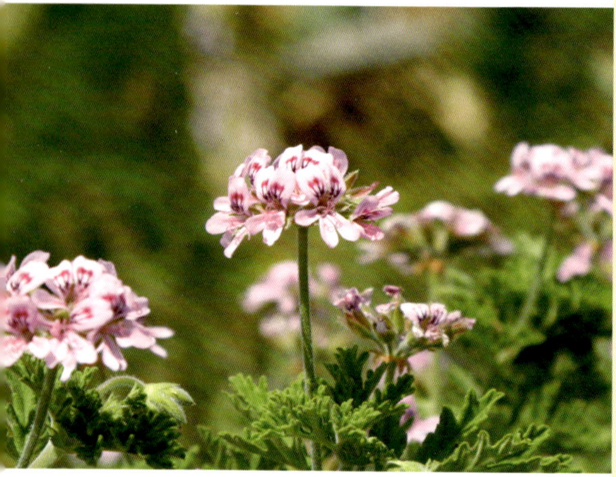

IMMORTELLE

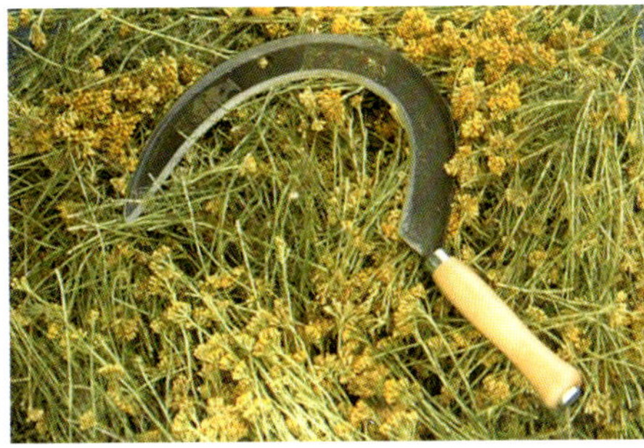

Körperliche Wirkungen:

- stark entzündungshemmend
- epithelisierend
- sehr hautpflegend
- gewebestraffend
- löst „blaue Flecken" schneller auf (Förderung der Resorption von Hämatomen)
- lymphflussanregend
- krampflösend
- schleimlösend und auswurffördernd
- antiallergisch
- leberstärkend

Psychische Wirkungen:

- wärmend
- erdend
- entspannend
- ausgleichend und beruhigend

Vorsichtsmaßnahmen:

- In physiologischer Dosierung sind keine Nebenwirkungen bekannt.

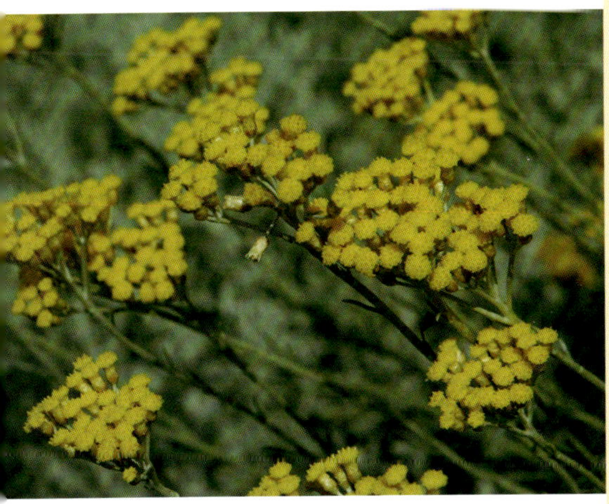

Lateinischer Name:
Helichrysum italicum

Pflanzenfamilie:
Asteraceae (Korbblütengewächse)

Herkunft:
kommt hauptsächlich im Mittelmeergebiet vor, wobei die wichtigsten Gebiete Korsika, Frankreich, Kroatien und Italien sind.

Gewinnungsmethode:
Wasserdampfdestillation aus dem blühenden Kraut; aus 800 kg Pflanzenmaterial gewinnt man ca. 1 kg ätherisches Öl

Inhaltsstoffe:
45-70% Ester (v. a. Nerylacetat), 10-15% Sesquiterpenketone (v.a.Italidione/Diketone), bis 1,5% Sesquiterpenoxide, 5-12% Monoterpenole (v.a.Nerol), 5-15% Monoterpene (v.a. Limonen), 5-10% Sesquiterpene, 3-5% Sesquiterpenole, bis 3% Oxide (v.a.1,8-Cineol)

Duftprofil:
würzig, krautig, warm-süß

KAMILLE BLAU (echte oder deutsche Kamille)

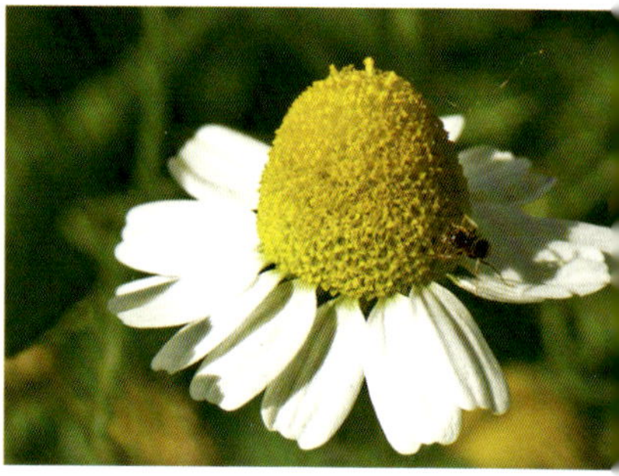

Körperliche Wirkungen:

- bakterientoxinhemmend (Staphylokokken, Streptokokken)
- antibakteriell (besonders gegen Staphylococcus aureus und Streptokokken)
- antimykotisch und antiviral
- antiseptisch
- entzündungshemmend
- krampflösend und verdauungsfördernd
- wundheilungsfördernd und hautpflegend
- epithelisierend
- schmerzlindernd
- antiallergisch

Psychische Wirkungen:

- harmonisierend
- beruhigend und stärkend
- lindert Gereiztheit

Vorsichtsmaßnahmen:

- In physiologischer Dosierung sind keine Nebenwirkungen bekannt. Es ist ein sehr gut verträgliches ätherisches Öl.

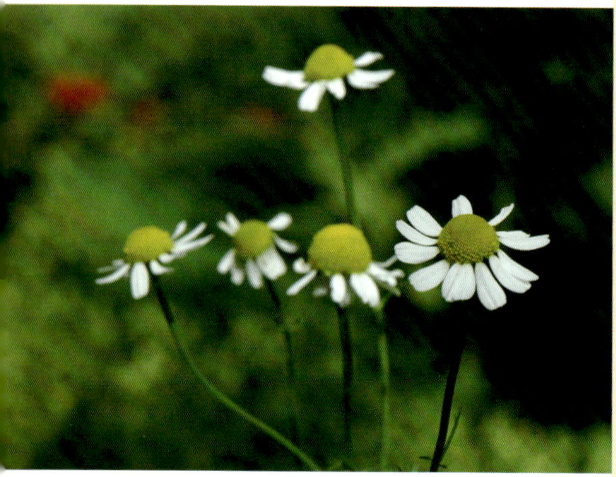

Lateinischer Name:
Matricaria recutita

Pflanzenfamilie:
Asteraceae (Korbblütengewächse)

Herkunft:
ist in ganz Europa heimisch und mittlerweile auch in Nordamerika und Australien verbreitet

Gewinnungsmethode:
Wasserdampfdestillation der Blüten; aus ca. 500 kg Pflanzenmaterial gewinnt man 1 kg ätherisches Öl

Inhaltsstoffe:
45-70% Sesquiterpene (v.a. Chamazulen, Bisabolen, Farnesen), 16-45% Sesquiterpenoxide (v.a. alpha- Bisabololoxid), 1,5% Sesquiterpenketone (Artemisiaketon), 5-30% Sesquiterpenole (v.a. alpha-Bisabolol), 5% Monoterpene, 1,5% Ether (v.a.Spiroether)

Duftprofil:
stark krautig, durchdringend, leicht süß

KAROTTENSAMEN

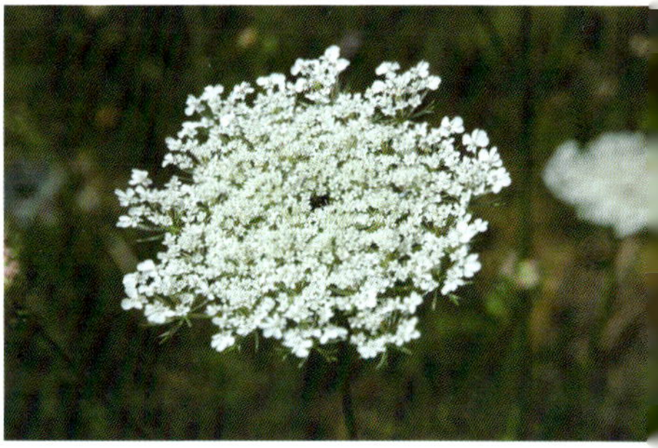

Körperliche Wirkungen:

- hautregenerierend und gewebestraffend
- Hautimmunsystem stärkend
- Haut- und Schleimhaut schützend
- leberzellregenerierend
- entzündungshemmend und reizlindernd
- lymphflussanregend
- venentonisierend
- kräftigend (z.B. während der Rekonvaleszenz)

Psychische Wirkungen:

- erdend und stärkend
- ausgleichend

Vorsichtsmaßnahmen:

- Nicht in Kombination mit extremem Sonnenlicht anwenden (z.B. am Gletscher), da dieses eine Überproduktion von Melanin anregt. Dies kann zu sichtbaren Flecken auf der Haut führen.
- Als Zusatz in Hautpflege- und Sonnenschutzprodukten kann genau diese Wirkung einen rascheren, natürlichen Schutz der Haut bewirken (raschere Bräunung).
- Ansonsten sind keine Nebenwirkungen in physiologischer Dosierung bekannt.

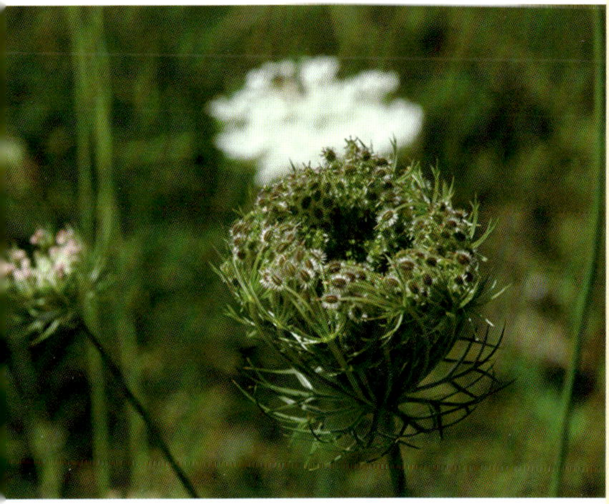

Lateinischer Name:
Daucus carota

Pflanzenfamilie:
Apiaceae (Doldengewächse)

Herkunft:
ist in Europa, Asien und Nordafrika heimisch; das ätherische Öl wird hauptsächlich in Frankreich produziert

Gewinnungsmethode:
Wasserdampfdestillation der getrockneten Früchte (Samen) der wilden Karotte; aus ca. 70 kg Samen gewinnt man 1 kg ätherisches Öl

Inhaltsstoffe:
50-60% Sesquiterpenole (v.a. Carotol, Daucol), 15-25% Monoterpene (v.a. Pinen), 10-20% Sesquiterpene (v.a.beta-Bisabolen), 2-5% Monoterpenole (v.a. Linalool), 3% Ester (v.a.Geranylacetat)

Duftprofil:
warmer, erdiger – holziger Geruch mit einem zarten Honigton

LAVENDEL

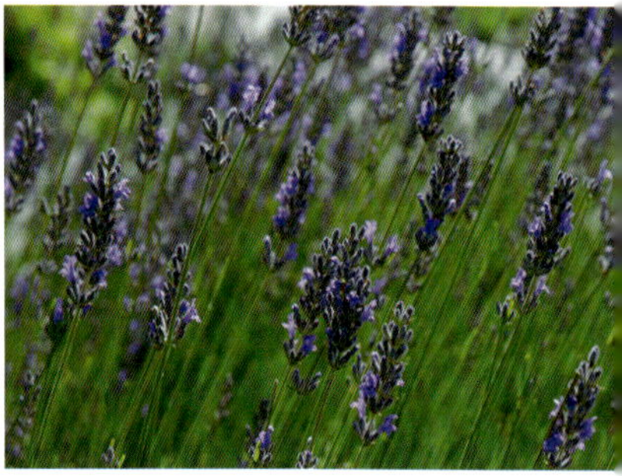

Wegen seiner umfangreichen Wirkungsweise ist das Lavendelöl ein **großartiger Helfer in der Kranken- und Gesundheitspflege** und gilt in der Aromapflege als das **Allroundöl!** Im Pflegebereich wird das Lavendel fein Öl dem Lavendel extra Öl vorgezogen, da es großflächiger angebaut werden kann und daher kostengünstiger ist.

Körperliche Wirkungen:

- antiseptisch, antiviral und antimykotisch
- antibakteriell und entzündungshemmend
- hautpflegend und sehr hautverträglich
- wundheilend und zellregenerierend
- narbenglättend und juckreizlindernd
- schlaffördernd, stark abwehrsteigernd
- schmerzlindernd, fiebersenkend
- krampflösend, reizlindernd, herzstärkend

Psychische Wirkungen:

- stimmungsaufhellend und harmonisierend
- beruhigend, entspannend und tröstend
- ausgleichend, es wirkt wie Nervenbalsam

Vorsichtsmaßnahmen:

- Im psychischen Bereich niedrig dosieren, da ein Zuviel zu paradoxen Reaktionen führen kann (Schlaflosigkeit, Unruhezustände).
- In physiologischer Dosierung keine Nebenwirkungen.

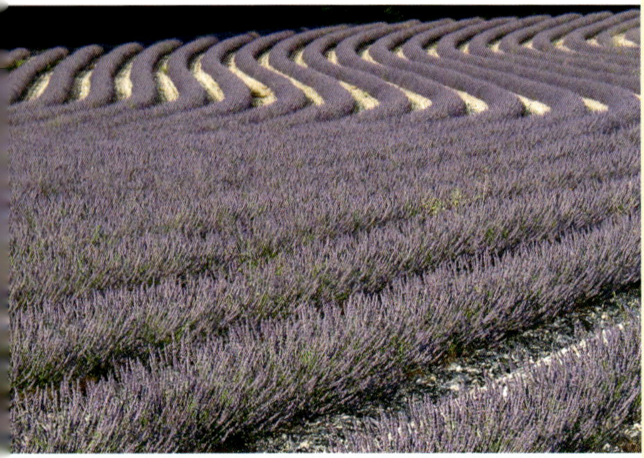

Lateinischer Name:
Lavandula angustifolia oder Lavandula vera (Lavendel fein wächst in Talregionen; Lavendel extra in Bergregionen und wird von Hand geerntet [= Berglavendel bzw. Lavendel wild])

Pflanzenfamilie:
Lamiaceae (Lippenblütengewächse)

Herkunft:
die besten Gebiete liegen in der Provence; weiters in England, Italien, Kroatien und Tasmanien

Gewinnungsmethode:
Wasserdampfdestillation der Blütenrispen; man benötigt für 1 kg ätherisches Öl ca. 160 kg Berglavendel oder ca. 130 kg Lavendel fein

Inhaltsstoffe:
40-50% Ester (v.a. Linalylacetat) , 30-40% Monoterpenole (v.a.Linalool), 7-13% Monoterpene (v.a. Ocimene), bis 8% Sequiterpene (v.a. beta-Carophyllen), bis 1,5% Oxide (v.a.1,8-Cineol, Linalooloxid), in Spuren Sesquiterpenketone und – oxide, Cumarine, Eugenol, aromatische Säuren und Aldehyde, aromatische Ester und Alkohole, Monoterpenketone und Sesquiterpenole

Duftprofil:
blumig – krautig, leicht süß mit einem zarten holzigen Unterton

MANUKA („Neuseeländischer Teebaum")

Körperliche Wirkungen:

- antibakteriell (pflanzliches Breitbandantibiotikum)
- stark antimykotisch
- haut- und schleimhautregenerierend
- hautschützend
- antirheumatisch
- reizlindernd und juckreizstillend
- reguliert die Histaminausschüttung, daher antiallergisch wirksam
- antiphlogistisch
- schleimlösend
- auswurffördernd

Psychische Wirkungen:

- erdend
- stabilisierend
- ausgleichend
- entspannend

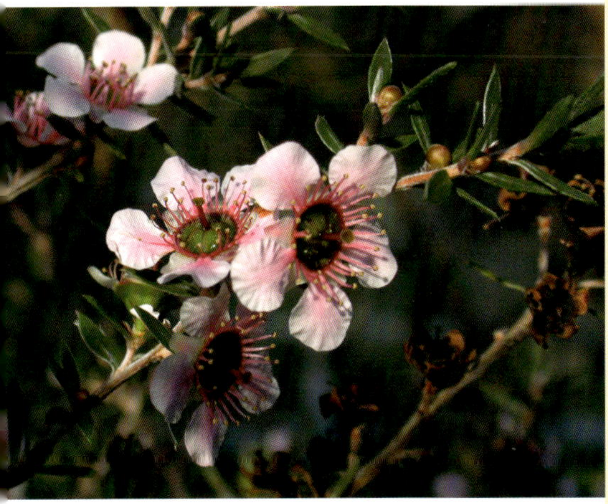

Vorsichtsmaßnahmen:

- Ein gut verträgliches Öl. In physiologischer Dosierung sind keine Nebenwirkungen bekannt.

Lateinischer Name:
Leptospermum scoparium

Pflanzenfamilie:
Myrtaceae (Myrtengewächse)

Herkunft:
stammt aus Ostaustralien, ist heute in Neuseeland heimisch, kommt außerdem in Westaustralien, Tasmanien, Neu-Guinea und Südostasien vor

Gewinnungsmethode:
Wasserdampfdestillation der Blätter und jungen Zweige; aus ca. 150 kg Pflanzenmaterial gewinnt man 1 kg ätherisches Öl

Inhaltsstoffe:
65-68% Sesquiterpene (v.a.Cadinen), 25% Sesquiterpenketone/Triketone (v.a.Leptospermone), 5,5% Sequiterpenole, 2-3% Monoterpene

Duftprofil:
tief, erdig, krautig; verändert sich in Verdünnung zu einem warmen, würzigen, holzigen Geruch

MELISSE

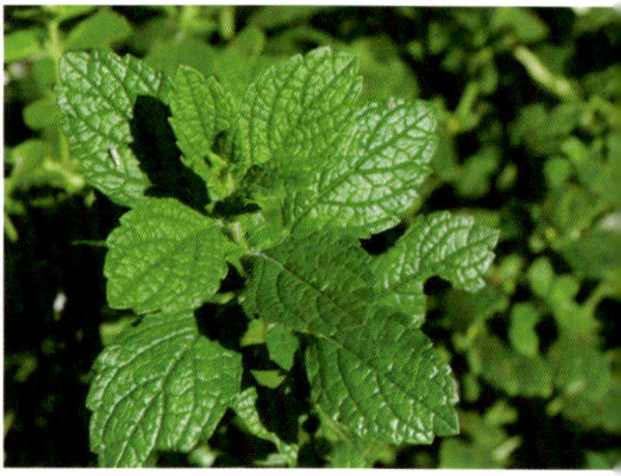

Körperliche Wirkungen:

- antiviral und antibakteriell
- entzündungshemmend
- antiallergisch
- hormonell ausgleichend
- schmerzlindernd
- krampflösend
- herzstärkend
- gefäßerweiternd (Kapillaren)
- Leber- und Gallenfluss anregend
- verdauungsfördernd
- schlaffördernd

Psychische Wirkungen:

- stark beruhigend und ausgleichend
- stabilisierend
- stressabbauend
- beseitigt Spannungen und Blockaden
- nervenstärkend
- angstlösend

Vorsichtsmaßnahmen:

- Melissenöl wird häufig verfälscht oder gestreckt, daher beim Kauf auf die genaue botanische Bezeichnung auf dem Etikett achten.
- Auf Grund des hohen Aldehydgehaltes mit hautfreundlichen ätherischen Ölen kombinieren und Mischungen unter 1% anwenden.
- Im Pflegebereich wird hauptsächlich das kostengünstigere 10%ige Melissenöl (meist verdünnt mit Alkohol), oder die erhältlichen Mischungen aus z.B. 30% Melissenöl und 70% Lavendel-Öl fein eingesetzt.

Lateinischer Name:
Melissa officinalis

Pflanzenfamilie:
Lamiaceae (Lippenblütengewächse)

Herkunft:
stammt ursprünglich aus dem Mittelmeergebiet und dem Orient; ist heute in ganz Nordamerika, Nordafrika und Europa verbreitet; sie ist bei uns unter dem Volksnamen Zitronenmelisse bekannt

Gewinnungsmethode:
Wasserdampfdestillation aus dem ganzen Kraut; man benötigt für 1 kg ätherisches Öl zwischen 6000 und 8000 kg Pflanzenmaterial

Inhaltsstoffe:
40-60% Sesquiterpene (v.a. beta-Caryophyllen bis 30%), 25-55% Monoterpenaldehyde (v.a. Citral), 5-7% Monoterpene, 2-4% Ester, 2-3% Monoterpenketone, 1-5% Monoterpenole, 1-2% Sesquiterpenole

Duftprofil:
zitronig-frisch, sonnig, krautig

MYRTE c.t. 1,8-Cineol

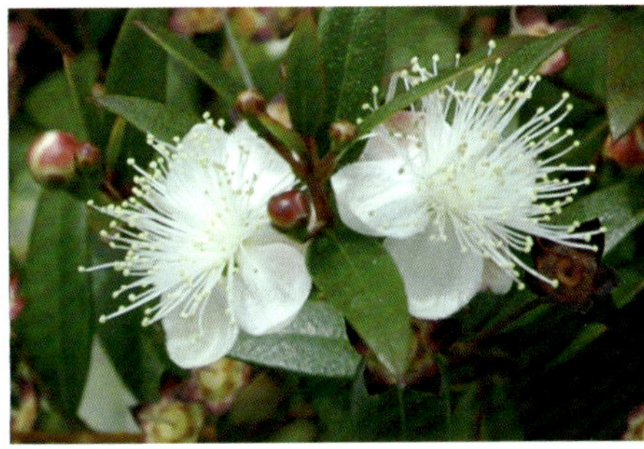

Körperliche Wirkungen:

- antiseptisch und antibakteriell
- schleimlösend und auswurffördernd
- krampflösend
- schmerzlindernd (Muskulatur, Nerven)
- entstauend
- adstringierend
- entzündungshemmend
- gewebestraffend
- immunstimulierend
- antiallergisch

Psychische Wirkungen:

- konzentrationsfördernd
- belebend
- stärkend
- ausgleichend

Vorsichtsmaßnahmen:

- In physiologischer Dosierung sind keine Nebenwirkungen bekannt.

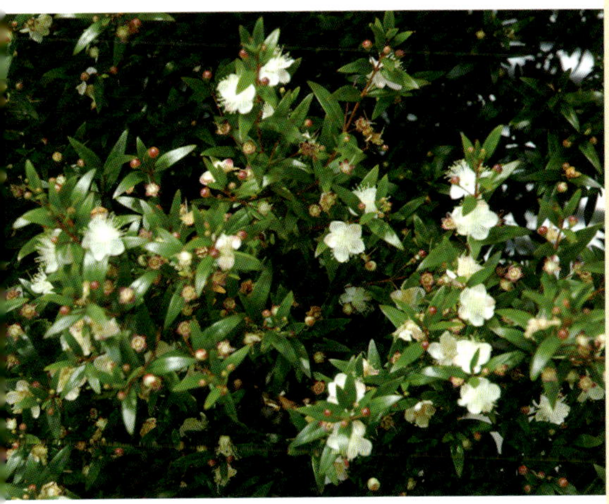

Lateinischer Name:
Myrtus communis

Pflanzenfamilie:
Myrtaceae (Myrtengewächse)

Herkunft:
stammt ursprünglich aus Nordafrika; dieses Myrtenöl kommt heute besonders in der Türkei und auf Korsika vor

Gewinnungsmethode:
Wasserdampfdestillation der frischen, blühenden Zweigspitzen; aus ca. 150 kg Pflanzenmaterial gewinnt man 1 kg ätherisches Öl

Inhaltsstoffe:
40-50% Oxide (v.a. 1,8-Cineol), 25-35% Monoterpene (v.a. alpha-Pinen), 12-16% Monoterpenole (v.a. Linalool, Myrtenol), 6-8% Ester (v.a. Myrtenylacetat), 1,5% Sesquiterpene

Duftprofil:
frisch, krautig, erinnert an Eukalyptus

NIAOULI

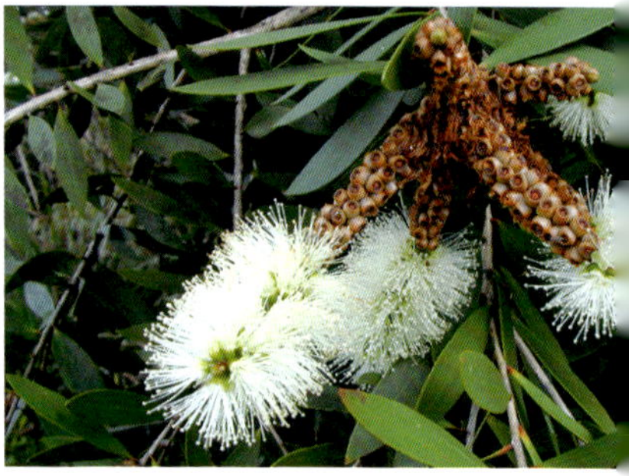

Körperliche Wirkungen:

- stark antibakteriell (pflanzliches Breitbandantibiotikum)
- antiviral und antimykotisch
- hautpflegend
- hautschützend und hautstärkend
- hautstoffwechselanregend
- entzündungshemmend
- schmerzlindernd
- juckreizlindernd
- schleimlösend und auswurffördernd
- immunstimulierend
- fiebersenkend

Psychische Wirkungen:

- klärend
- konzentrationsfördernd
- stärkend

Vorsichtsmaßnahmen:

- In physiologischer Dosierung sind keine Nebenwirkungen bekannt.

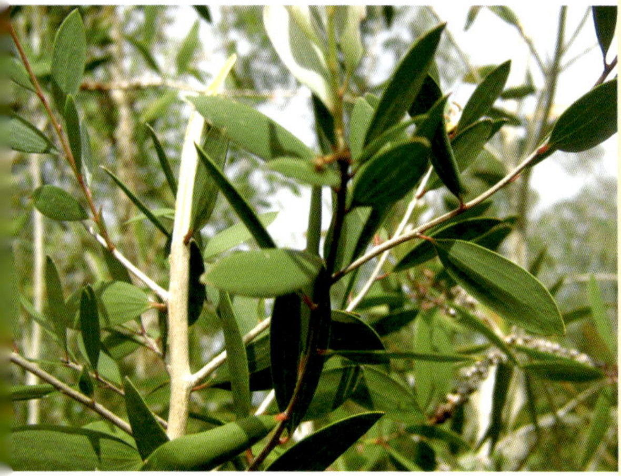

Lateinischer Name:
Melaleuca quinquenervia viridiflora

Pflanzenfamilie:
Myrtaceae (Myrtengewächse)

Herkunft:
stammt ursprünglich aus Australien, hauptsächlich von Neukaledonien; ist inzwischen auch in Madagaskar beheimatet

Gewinnungsmethode:
Wasserdampfdestillation der Blätter und jungen Zweige; aus ca. 70 kg Pflanzenmaterial erhält man 1 kg ätherisches Öl

Inhaltsstoffe:
40-60% Oxide (v.a. 1,8-Cineol), 15-20% Monoterpene (v.a. alpha-Pinen), 10-15% Sesquiterpenole (v.a. Viridiflorol), 7-15% Monoterpenole (v.a. alpha-Terpineol), 1-3% Sesquiterpene, in Spuren Schwefelverbindungen

Duftprofil:
krautig, frisch, eukalyptusartig, medizinisch

ORANGE

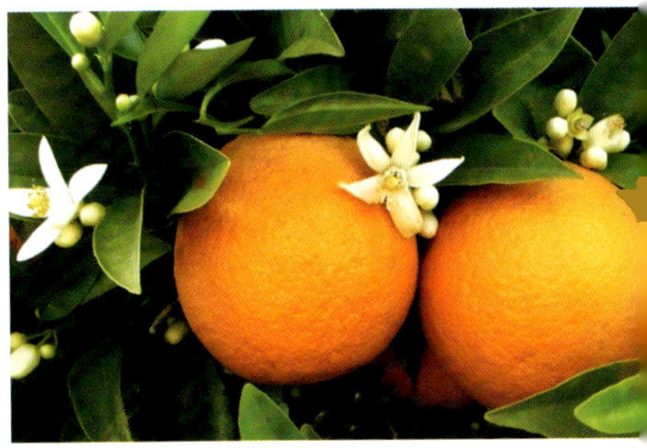

Körperliche Wirkungen:

- antibakteriell
- antiviral
- appetitanregend
- verdauungsfördernd
- adstringierend
- durchblutungsfördernd
- hautstoffwechselanregend
- hautregenerierend
- lymphflussanregend

Psychische Wirkungen:

- angstlösend
- stressabbauend
- entspannend
- lindert Schlafstörungen
- stimmungsaufhellend
- verbreitet eine angenehme Raumatmosphäre

Vorsichtsmaßnahmen:

- Orangenöl enthält Furocumarine, die eine phototoxische Reaktion bei Sonnenbestrahlung hervorrufen können - daher vorsichtig einsetzen.

- Auf Grund des hohen Monoterpengehaltes kann das Orangenöl im warmen Wasser hautreizend wirken, deswegen immer niedrig dosieren bzw. mit hautfreundlichen ätherischen Ölen kombinieren.

- Vorsicht bei empfindlicher Haut (z.B. bei alten Menschen und Kindern)! Feinste Dosierungen in Hautölen anwenden und immer mit hautfreundlichen ätherischen Ölen kombinieren.

Lateinischer Name:
Citrus sinensis ssp. dulcis

Pflanzenfamilie:
Rutaceae (Rautengewächse)

Herkunft:
der Baum stammt aus China und wird heute rund um das Mittelmeer kultiviert; ebenso wächst er in den USA und in allen subtropischen Gebieten der Erde; eines der besten Öle stammt aus Sizilien

Gewinnungsmethode:
Kaltpressung aus den Schalen; man gewinnt aus ca. 2000 Orangen 1 kg ätherisches Öl.

Inhaltsstoffe:
92-97% Monoterpene (v.a. (+) Limonen), bis 3% Monoterpenole und Monoterpenaldehyde, 0,3% Sesquiterpene (v.a. Valencen), 0,1% Sesquiterpenaldehyde (v.a. Sinensal), in Spuren Sesquiterpenketone und Cumarine (v.a. Furocumarine)

Duftprofil:
frisch, fruchtig, lieblich, süß

PALMAROSA

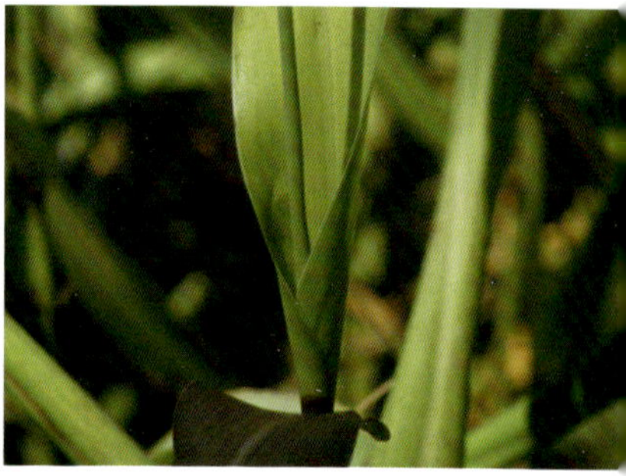

Körperliche Wirkungen:

- antiviral
- antibakteriell
- stark antimykotisch
- entzündungshemmend
- reguliert die Talgproduktion und den Wasserhaushalt der Haut
- hautregenerierend
- hautpflegend
- lymphflussanregend

Psychische Wirkungen:

- erfrischend
- ausgleichend (stressabbauend)
- aufrichtend und tröstend
- stimulierend

Vorsichtsmaßnahmen:

- In physiologischer Dosierung sind keine Nebenwirkungen bekannt.

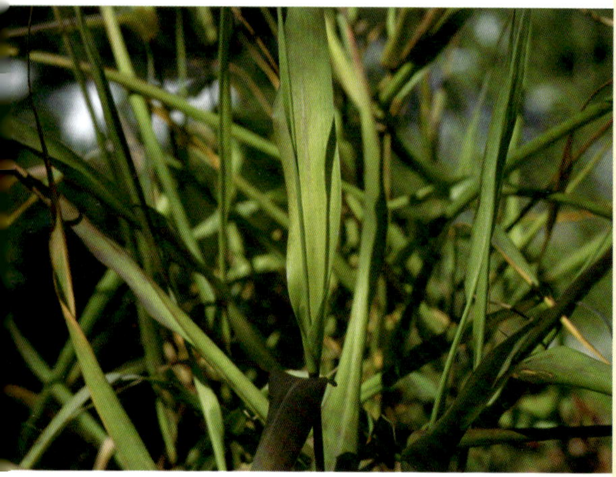

Lateinischer Name:
Cymbopogon martinii

Pflanzenfamilie:
Poaceae (Süssgräser)

Herkunft:
beheimatet in Indien, jetzt aber auch in Nepal, Brasilien und Madagaskar anzutreffen

Gewinnungsmethode:
Wasserdampfdestillation des Grases; aus ca. 300 kg Pflanzenmaterial gewinnt man 1 kg ätherisches Öl.

Inhaltsstoffe:
80-85% Monoterpenole (v.a. Geraniol), 10-15% Ester (v.a. Geranylacetat und -formiat), bis 5% Monoterpenaldehyde, bis 2% Sesquiterpene, 1,5% Sesquiterpenole

Duftprofil:
rosenähnlich aber etwas frischer, leicht blumig, grasig

PFEFFERMINZE

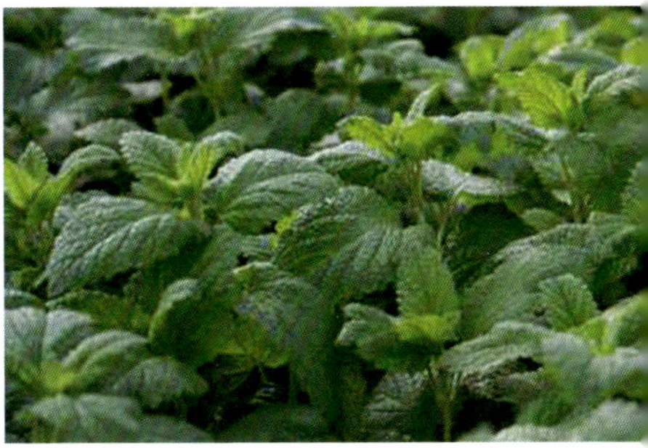

Körperliche Wirkungen:

- antibakteriell und antiviral
- antimykotisch
- epithelisierend
- granulationsfördernd
- mild lokalanästhetisch
- stark schmerzlindernd und krampflösend
- schleimlösend und auswurffördernd
- verdauungsfördernd und antiemetisch
- kreislaufanregend
- zahnfleischkräftigend und mundgeruchbindend
- juckreizlindernd
- lymphflussanregend

Psychische Wirkungen:

- erfrischend
- weckt die Lebensgeister
- konzentrationsfördernd
- nervenstärkend

Vorsichtsmaßnahmen:

- Nicht bei Kindern unter 6 Jahren und bei Patienten mit cerebralen Anfallsleiden (Epilepsie) verwenden.
- Bei Kindern mit obstruktiven Ventilationsstörungen (Atemwegserkrankungen) kontraindiziert.
- Nicht während der Stillzeit, da es den Milchfluss stoppen kann.
- Da es die Kälterezeptoren der Haut massiv anregt; ist es stark kühlend und nicht als Badezusatz (Vollbad) zu empfehlen.
- Nicht abends verwenden, da es anregend und munter machend wirkt.

Lateinischer Name:
Mentha piperita

Pflanzenfamilie:
Lamiaceae (Lippenblütengewächse)

Herkunft:
ursprünglich wurde die Pfefferminze hauptsächlich in England angebaut; heute weltweit verbreitet

Gewinnungsmethode:
Wasserdampfdestillation der leicht angetrockneten ganzen Pflanze; man benötigt etwa 100 kg für 1 kg ätherisches Öl

Inhaltsstoffe:
40-45% Monoterpenole (v.a. Menthol), 25% Monoterpenketone (v.a. Menthon), 5-8% Oxide (v.a. Menthofuran), bis 8% Ester (v.a. Menthylacetat), 3-5% Monoterpene

Duftprofil:
sehr intensiv frisch, kühlend

RAVINTSARA

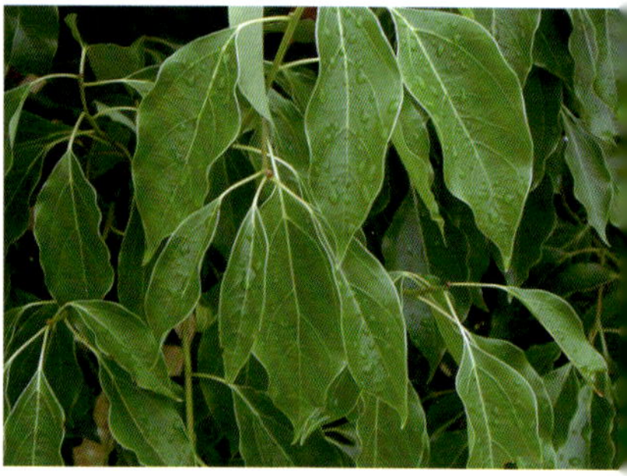

Körperliche Wirkungen:

- antiviral
- antibakteriell
- abwehrsteigernd
- schleimlösend
- auswurffördernd
- hautstoffwechselanregend
- allgemein sehr stärkend

Psychische Wirkungen:

- nervenstärkend
- ausgleichend
- angstlösend
- geistig stimulierend
- bei nervösen Schlafstörungen

Vorsichtsmaßnahmen:

- nicht für Personen mit obstruktiven Ventilationsstörungen (Atemwegserkrankungen) sowie für Säuglinge und Kleinkinder verwenden.
- Für Kinder ist Ravintsara verwendbar.
- In physiologischer Dosierung sind keine Nebenwirkungen bekannt.

Lateinischer Name:
Cinnamomum camphora c.t. 1,8-Cineol

Pflanzenfamilie:
Lauraceae (Lorbeergewächse)

Herkunft:
stammt ursprünglich aus Japan und ist seit ca. 300 Jahren auf Madagaskar zu finden

Gewinnungsmethode:
Wasserdampfdestillation der frischen Blätter; aus ca. 150 kg Pflanzenmaterial gewinnt man 1 kg ätherisches Öl

Inhaltsstoffe:
55-65% Oxide (v.a. 1,8-Cineol), 15-25% Monoterpene (v.a. Pinen, Sabinen), 10-15% Monoterpenole (v.a. alpha-Terpineol), 5% Phenole (Eugenol), 3% Sesquiterpene, bis 1,5% Monoterpenketone, 1% Ether

Duftprofil:
frisch, klar, spritzig, eukalyptusartig

ROSMARIN c.t. 1,8-Cineol

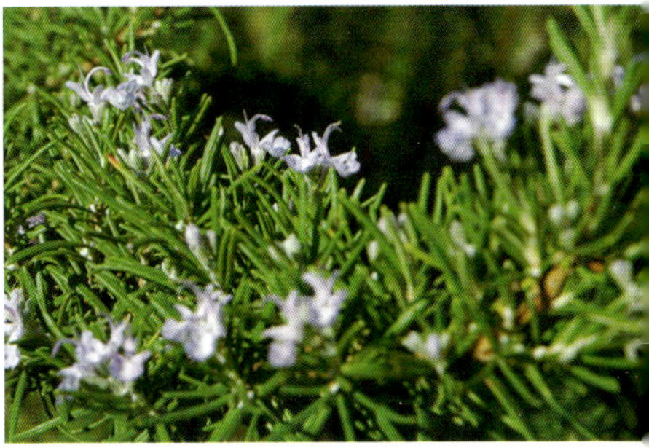

Körperliche Wirkungen:

- antibakteriell, antimykotisch, antiviral
- antiseptisch und entzündungshemmend
- antirheumatisch und schmerzlindernd
- durchblutungsfördernd
- hautstoffwechselanregend, epithelisierend
- venös entstauend
- schleimlösend und auswurffördernd
- kreislaufanregend und herzstärkend
- verdauungsfördernd
- leberstärkend (besonders der Rosmarin c.t. Verbenon)

Psychische Wirkungen:

- nervenstärkend
- erfrischend und anregend
- gedächtnisstärkend, konzentrationsfördernd

Vorsichtsmaßnahmen:

- Keine Ganzkörperpflege bei Hypertoniepatienten auf Grund der anregenden Wirkung. Feinste Dosierungen in Mischungen mit anderen ätherischen Ölen stellen jedoch kein Problem dar.

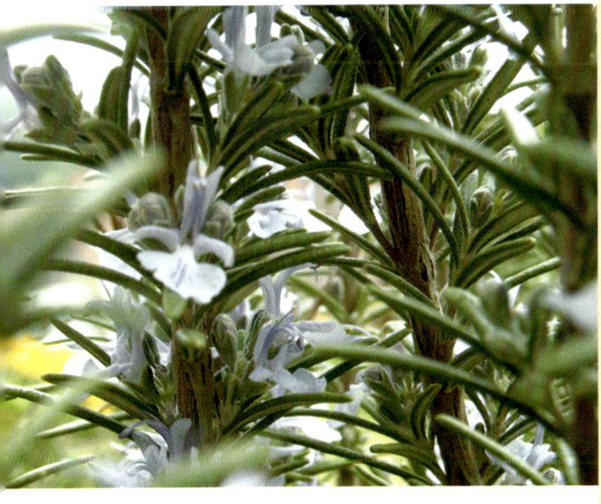

Lateinischer Name:
Rosmarinus officinalis (c.t. 1,8-Cineol)

Pflanzenfamilie:
Lamiaceae (Lippenblütengewächse)

Herkunft:
stammt aus dem Mittelmeerraum; vor allem aus Frankreich, Spanien, Italien, Tunesien, Marokko

Gewinnungsmethode:
Wasserdampfdestillation der blühenden Zweigspitzen; aus ca. 70 bis 100 kg Pflanzenmaterial gewinnt man 1 kg ätherisches Öl

Inhaltsstoffe:
45-50% Oxide (v.a. 1,8-Cineol), 23-35% Monoterpene (v.a. Pinen, Camphen), 10-15% Monoterpenketone (v.a. Borneon=Kampfer), 5-8% Monoterpenole (v.a. Borneol), 5% Sesquiterpene, 1-2% Ester (v.a. Bornylacetat)

Duftprofil:
durchdringend, frisch, krautig, würzig

SANDELHOLZ

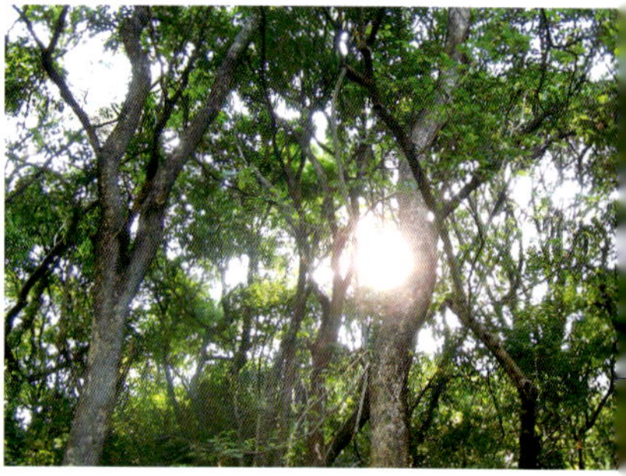

Körperliche Wirkungen:

- antibakteriell (speziell auf Staphylococcus aureus)
- schwach antimykotisch
- entzündungshemmend (speziell im Urogenitalbereich)
- antiseptisch
- juckreizlindernd
- haut- und schleimhautregenerierend
- krampflösend
- bronchienerweiternd
- lymphflußanregend
- venentonisierend
- herzstärkend

Psychische Wirkungen:

- harmonisierend
- stärkend
- entspannend
- angstlösend
- stressabbauend
- reizmindernd besonders im neurologischen Bereich
- aphrodisierend

Vorsichtsmaßnahmen:

- In physiologischer Dosierung sind keine Nebenwirkungen bekannt.
- Auf Grund der derzeitig geringen Bestände von Sandelholz (sehr hohe Kosten), sollte es nur für spezielle Anwendungen eingesetzt werden.

Lateinischer Name:
Santalum album

Pflanzenfamilie:
Santalaceae (Sandelholzgewächse)

Herkunft:
das Öl stammt von Indien, aus der Provinz Mysore; als Halbschmarotzer nimmt er die Nährstoffe über die Wurzeln anderer Pflanzen auf und ist deswegen auch schwer zu kultivieren

Gewinnungsmethode:
Wasserdampfdestillation der Sägespäne des Kernholzes eines reifen mindestens 30-jährigen Baumes; aus ca. 20 kg Holz gewinnt man 1 kg ätherisches Öl

Inhaltsstoffe:
85-95% Sesquiterpenole (v.a. Santalol), 5-10% Sesquiterpene (v.a. Santalen), 5,5% Sesquiterpenketone- und aldehyde, in Spuren Eugenol und Derivate, Ester und Monoterpenole

Duftprofil:
balsamisch, würzig, holzig, mit einem süß-warmen Unterton

TEEBAUM

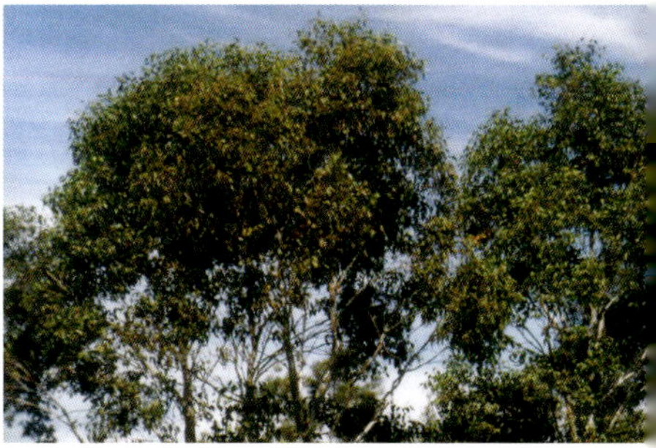

Körperliche Wirkungen:

- antibakteriell mit breitem Wirkungsspektrum
- antiviral
- antimykotisch
- antiseptisch
- aquaretisch
- abwehrsteigernd
- schmerzlindernd
- juckreizlindernd
- entzündungshemmend
- wundheilend
- hautregenerierend
- venenstärkend

Psychische Wirkungen:

- stimmungsaufhellend
- angstlösend
- nervenstärkend
- stabilisierend

Vorsichtsmaßnahmen:

- Auf Grund des hohen Monoterpengehaltes kann das Teebaumöl langfristig und ständig zu hoch dosiert angewendet, die Haut austrocknen.
- In Mischungen mit hautfreundlichen ätherischen Ölen ist es nicht reizend und sehr gut verträglich.
- Immer in kleinsten Mengen kaufen und nach Anbruch schnellst möglich verbrauchen, da es sehr rasch oxidiert und dann hautreizend wirken kann.

Lateinischer Name:
Melaleuca alternifolia

Pflanzenfamilie:
Myrtaceae (Myrtengewächse)

Herkunft:
heimisch in Nordaustralien, mittlerweile auch schon in Südafrika, Indien und Malaysien

Gewinnungsmethode:
Wasserdampfdestillation der Blätter und jungen Zweige; aus ca. 50-70 kg Pflanzenmaterial gewinnt man 1 kg ätherisches Öl

Inhaltsstoffe:
35-50% Monoterpene (v.a. Terpinen), 30-45% Monoterpenole (v.a. Terpinen-4-ol), 3-15% Oxide (v.a. 1,8-Cineol), 4,5-8% Sesquiterpene (v.a. Viridifloren), bis 1% Sesquiterpenole (v.a. Viridiflorol)

Duftprofil:
sehr streng, krautig - medizinisch

THYMIAN (Zitronenthymian)

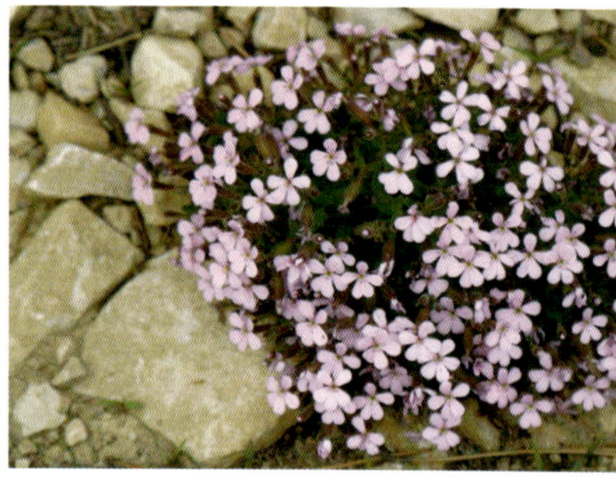

Körperliche Wirkungen:

- antibakteriell
- antiviral
- antimykotisch
- desinfizierend
- abwehrsteigernd
- entzündungshemmend
- hustenreizstillend
- schleimlösend
- auswurffördernd
- krampflösend
- verdauungsfördernd

Psychische Wirkungen:

- vitalisierend
- nervenstärkend
- stimmungsaufhellend
- ausgleichend
- konzentrationsfördernd

Vorsichtsmaßnahmen:

- In physiologischer Dosierung sind keine Nebenwirkungen bekannt.

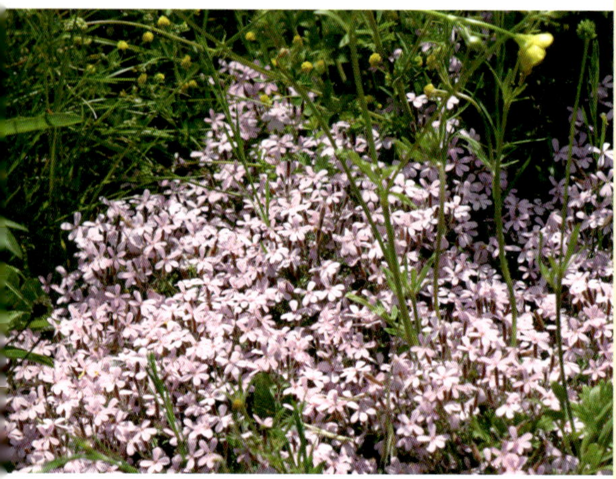

Lateinischer Name:
Thymus vulgaris (c.t. Linalool)

Pflanzenfamilie:
Lamiaceae (Lippenblütengewächse)

Herkunft:
beheimatet in ganz Europa, auch in Island, Grönland und Afrika zu finden

Gewinnungsmethode:
Wasserdampfdestillation des blühenden Krautes; aus ca. 120 kg Pflanzenmaterial gewinnt man 1 kg ätherisches Öl

Inhaltsstoffe:
75% Monoterpenole (v.a. Linalool), 6-15% Ester (v.a. Linalylacetat), bis 5% Monoterpene, bis 5% Sesquiterpene, 3% Monoterpenphenole (v.a. Thymol)

Duftprofil:
würzig, zitronig

WEISSTANNE

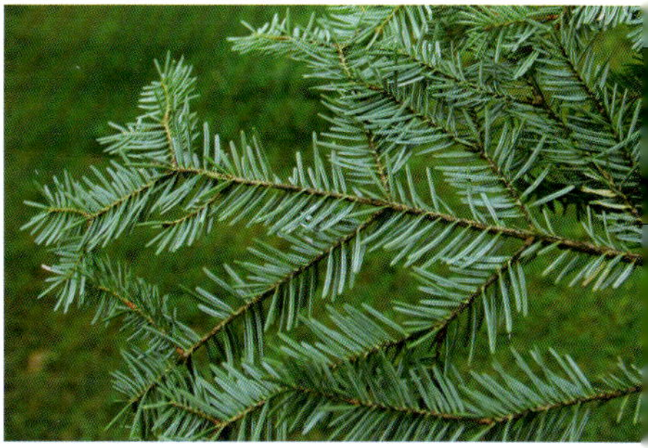

Körperliche Wirkungen:

- stark antiviral
- antibakteriell
- entzündungshemmend
- abwehrsteigernd
- durchblutungsfördernd
- wärmend
- schmerzlindernd
- hautstoffwechselanregend
- entstauend und regulierend auf die Schleimhäute der Atemwege

Psychische Wirkung:

- belebend
- stärkend
- stimmungsaufhellend

Vorsichtsmaßnahmen:

- Auf Grund des hohen Monoterpengehaltes kann das Weisstannenöl in warmem Wasser hautreizend wirken, deswegen immer niedrig dosieren bzw. mit hautfreundlichen ätherischen Ölen kombinieren.

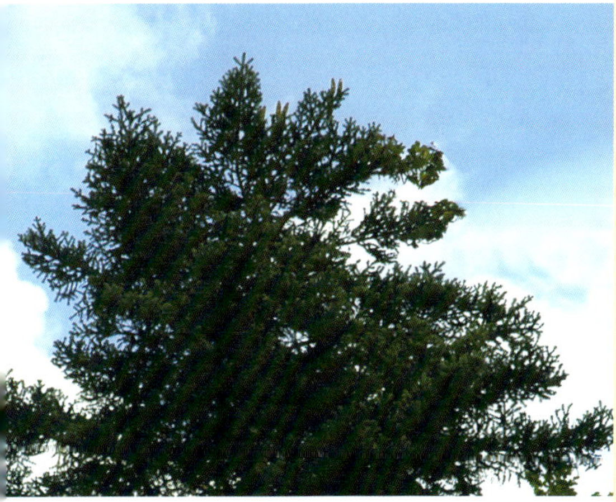

Lateinischer Name:
Abies alba

Pflanzenfamilie:
Pinaceae (Kieferngewächse)

Herkunft:
sie ist in ganz Mitteleuropa sowie in Kanada beheimatet; eines der wichtigsten Anbaugebiete ist Frankreich; die Weißtanne ist von den anderen Nadelbäumen durch ihre weißliche Rinde und durch die himmelwärts zeigenden Zapfen zu unterscheiden

Gewinnungsmethode:
Wasserdampfdestillation der jungen Zweige und Nadeln; aus ca. 200 kg Pflanzenmaterial gewinnt man 1 kg ätherisches Öl

Inhaltsstoffe:
80-90% Monoterpene (bis 54% (-) Limonen, alpha-Pinen), 4,5-10% Ester (v.a. Bornylacetat), 2-6% Sesquiterpene, in Spuren Monoterpenole

Duftprofil:
balsamisch, waldig – würzig, frisch und klar

ZEDERNHOLZ

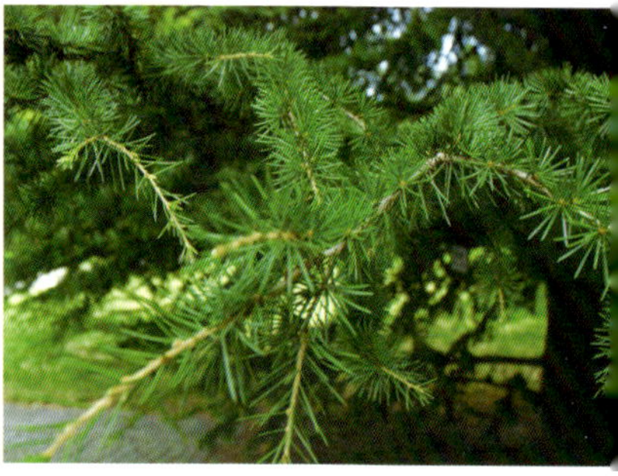

Körperliche Wirkungen:

- antibakteriell, antiseptisch und antiparasitär
- schleimlösend und krampflösend
- vertieft die Atmung
- antiallergisch (antihistaminisch)
- lymphflussanregend
- entzündungshemmend
- besonders hautpflegend
- wundheilend und epithelisierend
- lipolytisch (z.B. wirksam bei Zellulite)
- entschlackend
- schmerzlindernd und juckreizlindernd

Psychische Wirkungen:

- stärkend
- beruhigend
- stimmungsaufhellend
- angstlösend

Vorsichtsmaßnahmen:

- Unter dem Namen Zedernöl werden auch ätherische Öle aus der Familie der Zypressengewächse vertrieben (z.B. Thuja occidentalis). Diese gelten jedoch als sehr bedenklich wegen ihrer Inhaltsstoffe und dürfen während der Schwangerschaft und für Kinder sowie für Patienten mit cerebralen Anfallsleiden (Epilepsie) nicht verwendet werden.
  Aus diesem Grund ist es immer sehr wichtig beim Kauf von Zedernöl auf die genaue botanische Bezeichnung zu achten.

- Die echten Zedernöle sind: Atlaszeder (Cedrus atlantica), Libanonzeder (Cedrus libani), Himalayazeder (Cedrus deodora), Zypernzeder (Cedrus previflora). Bei diesen ätherischen Ölen sind bei physiologischer Dosierung keine Nebenwirkungen bekannt.

Lateinischer Name:
Cedrus atlantica (Atlaszeder)

Pflanzenfamilie:
Pinaceae (Kieferngewächse)

Herkunft:
beheimatet in Marokko im Hohen Atlas; in Nord- und Mittelamerika sowie in Frankreich

Gewinnungsmethode:
Wasserdampfdestillation der Sägespäne des Kernholzes; aus ca. 30 kg Holzspäne gewinnt man 1 kg ätherisches Öl

Inhaltsstoffe:
75-80% Sesquiterpene (v.a. Himachalen), 3-15% Sesquiterpenole (v.a. Himachalol), 3-12% Sesquiterpenketone (v.a. Atlanton), 1% Sesquiterpenoxide (v.a. Himachalenoxid)

Duftprofil:
warm, harzig-holzig, balsamisch

ZITRONE

Körperliche Wirkungen:

- antibakteriell (besonders Streptokokken)
- antiviral
- stark antispetisch
- antimykotisch (Mundsoor)
- abwehrsteigernd
- fiebersenkend
- erfrischend
- entzündungshemmend
- stoffwechselanregend
- venenstärkend

Vorsichtsmaßnahmen:

- Bei starker Sonnenbestrahlung wird die Lichtempfindlichkeit der Haut erhöht. Dadurch kann es zu einer phototoxischen Reaktion kommen. Auf Grund des hohen Monoterpengehaltes kann das Zitronenöl in warmem Wasser hautreizend wirken, deswegen immer niedrig dosieren bzw. mit hautfreundlichen ätherischen Ölen kombinieren.
- Vorsicht bei empfindlicher Haut! Feinste Dosierungen in Hautölen verwenden und immer mit hautfreundlichen ätherischen Ölen kombinieren.

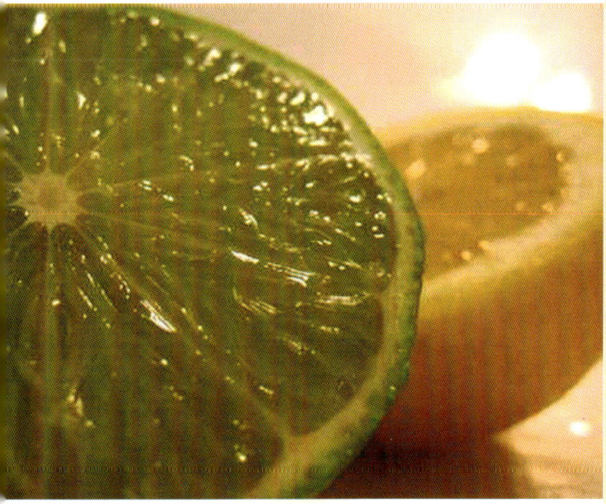

Psychische Wirkungen:

- erfrischend
- stimmungsaufhellend
- konzentrationsfördernd
- vitalisierend
- stressabbauend

Lateinischer Name:
Citrus limon

Pflanzenfamilie:
Rutaceae (Rautengewächse)

Herkunft:
ursprünglich war die Zitrone in Asien beheimatet; heute wächst sie in Kulturen im Mittelmeerraum sowie in allen subtropischen und tropischen Regionen; besonders gute Qualität kommt aus Sizilien

Gewinnungsmethode:
Kaltpressung aus den Schalen; aus ca. 3000 Zitronen gewinnt man 1 kg ätherisches Öl

Inhaltsstoffe:
90-95% Monoterpene (v.a.60-80% (+)-Limonen), 3-10% Monoterpenaldehyde (v.a.Citral), bis 3% Monoterpenole, 1,5% Cumarine (v.a. Furocumarin), 1-3% Sesquiterpene, in Spuren Sesquiterpenketone und Ester

Duftprofil:
frisch, spritzig, luftig, klar, strahlend

ZYPRESSE

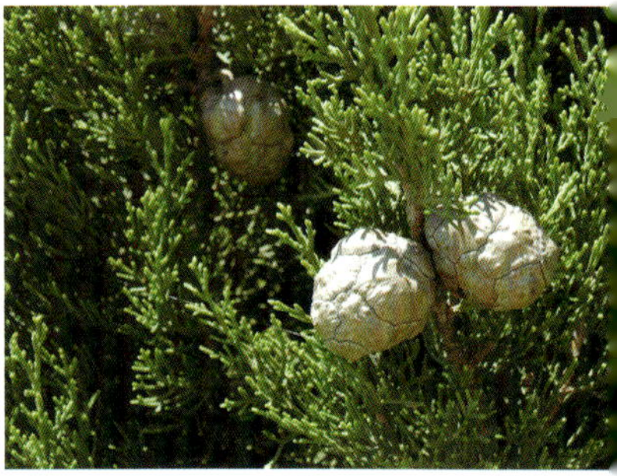

Körperliche Wirkungen:

- adstringierend und schweißhemmend
- hautstraffend und gefäßstärkend
- bronchienerweiternd
- schleimlösend
- krampflösend
- lymphflussanregend
- hormonmodulierend
- antiallergisch (antihistaminisch)

Psychische Wirkungen:

- strukturierend
- klärend
- konzentrationsfördernd
- nervenstärkend und ausgleichend

Vorsichtsmaßnahmen:

- Auf Grund des hohen Monoterpengehaltes nicht langfristig und hoch dosiert auf der Haut anwenden (hautreizend).
- In Mischungen mit hautfreundlichen ätherischen Ölen ist es sehr gut verträglich.

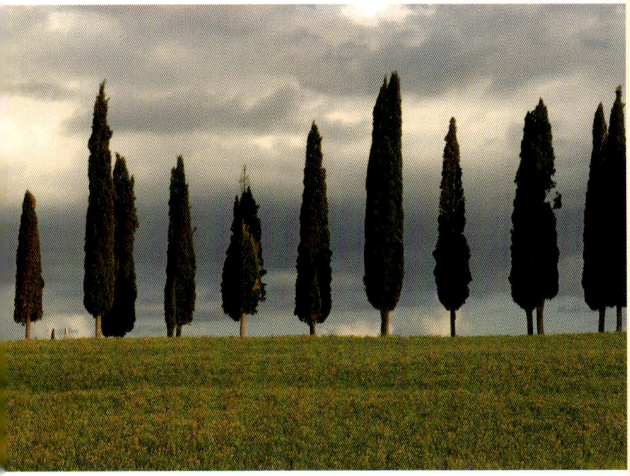

Lateinischer Name:
Cupressus sempervirens

Pflanzenfamilie:
Cupressaceae (Zypressengewächse)

Herkunft:
die Zypresse ist im gesamten Mittelmeerraum heimisch

Gewinnungsmethode:
Wasserdampfdestillation der Zweige und Zapfen; aus ca. 100 kg Pflanzenmaterial gewinnt man 1 kg ätherisches Öl

Inhaltsstoffe:
65-85% Monoterpene (bis 62% alpha-Pinen, delta-3-Caren), bis 10% Sesquiterpenole (v.a. Cedrol), 0,5% Diterpenole (v.a. Abienol), 5-10% Sesquiterpene (v.a. Cedren), bis 5 % Ester, in Spuren Monoterpenole

Duftprofil:
holzartig, würzig, herb, warm

Die einzelnen Beschreibungen der ätherischen Öle von A bis Z sollen Ihnen eine Hilfestellung bieten, was die Wirkung von Aromapflegeprodukten und somit die Einsatzmöglichkeiten betrifft.

Für den Gebrauch der ätherischen Öle auf der Station empfehlen wir Ihnen auf eine kleine Auswahl zu achten, da diese nur für die Raumbeduftung bzw. als Bade- oder Waschzusatz angewendet werden dürfen. Alle anderen Anwendungsformen, wie z.B. Hautpflegeöle, dürfen nur als Fertigprodukt eingesetzt werden.

Die Auswahl der benötigten ätherischen Öle soll natürlich unter Berücksichtigung der jeweiligen Fachrichtung und den Bedürfnissen der Station bzw. Pflegeeinrichtung (Pädiatrie, geriatrischer Pflegebereich,...) angepasst werden.

Wir empfehlen folgende Auswahl an ätherischen Ölen:

- Lavendel fein (ist ein großartiger Helfer in der Gesundheits- und Krankenpflege)
- 1-2 Zitrusöle
- 1 besonders hautfreundliches ätherisches Öl wie z.B. Palmarosa, Geranie oder Zeder
- 1 atemstimulierendes ätherisches Öle wie z.B. Cajeput, Myrte, Rosmarin c.t. Cineol, Ravintsara oder Eukalyptus radiata
- 1 stark wirksames ätherisches Öl mit breit gefächertem antibakteriellem Wirkungsspektrum wie z.B. Teebaum, Thymian oder Manuka

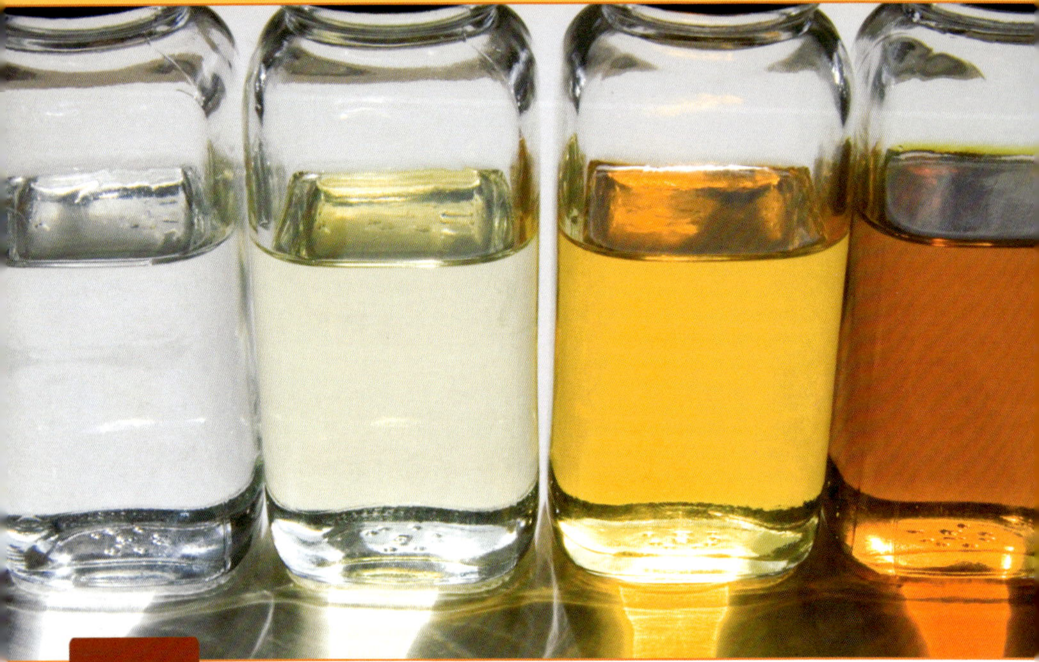

5 FETTE PFLANZENÖLE

Fast alle Pflanzen produzieren Öl, jedoch in unterschiedlicher Konzentration. Nüsse, Samen, Früchte und Keimlinge enthalten sehr viel Öl. Fette Pflanzenöle gelten seit jeher für uns Menschen als wertvolles Nahrungsmittel, Heilmittel und Energiespender. Auch zur Körperpflege werden die besonders hautpflegenden Eigenschaften der fetten Pflanzenöle gerne genützt. Auch den Pflanzen dient das Öl als Energiespender und indirekt als Lockmittel.

Pflanzenöle und Pflanzenfette sind identisch. Pflanzenöle sind bei einer Zimmertemperatur von unter 24°C noch flüssig, Pflanzenfette erstarren bei einer Zimmertemperatur um 24°C.

5.01 | EIGENSCHAFTEN DER FETTEN PFLANZENÖLE

Chemisch gesehen bestehen fette Pflanzenöle aus einem Glycerin und drei Fettsäuren.

Naturreine (native) Pflanzenöle und -fette enthalten einen meist sehr geringen Anteil an gesättigten Fettsäuren und einen hohen Anteil an ungesättigten Fettsäuren (cis-Fettsäuren).

Die **gesättigten Fettsäuren** sind chemisch gesehen reaktionsträge, inaktive Verbindungen, die mit anderen Molekülen kaum Verbindungen eingehen. Sie wandern in das Fettdepot des Körpers bei innerlicher Anwendung. Vorrangig sind sie in tierischen Fetten, wie Rinder- und Schweinfett, Butter, ebenso in Sheabutter, Kokosfett und gering im Mandelöl, Sonnenblumenöl, Sesamöl und Olivenöl, enthalten. Die gesättigten Fettsäuren bewirken auf der Haut einen guten Schutz und sind sehr hautfreundlich.

Die **ungesättigten Fettsäuren** sind für den Körper lebensnotwendig. Der Körper benötigt sie für den Stoffwechsel und kann sie selbst nicht bilden. Fette Pflanzenöle unterscheiden sich in ihrer Wirkung durch den unterschiedlichen Anteil an einfach und mehrfach ungesättigten Fettsäuren.

Je nachdem wie sich das Fettsäuremuster der fetten Pflanzenöle zusammensetzt, sind ihre Anwendungsmöglichkeiten in der Hautpflege sowie ihre Eigenschaften unterschiedlich.

Die fetten Pflanzenöle verändern sich an der Luft und werden somit eingeteilt in:

▶ Trocknende Pflanzenöle

Der Anteil an mehrfach ungesättigten Fettsäuren (Linol- und Linolensäure) liegt bei mehr als 60%. Diese sind sehr reaktionsfreudig und bilden durch die schnelle Verbindung mit Sauerstoff (sie oxidieren und verharzen) eine filmartige, trockene Oberfläche und ziehen daher sehr rasch in die Haut ein. Sie werden immer in Pflanzenölmischungen, meist im Verhältnis 1:9 mit nicht trocknenden fetten Pflanzenölen, kombiniert.

Sie sind enthalten in:

Distelöl, Hagebuttensamenöl (Wildrosenöl), Hanföl, Leinöl, Maiskeimöl, Mohnöl, Nachtkerzenöl, Sojaöl, Sonnenblumenöl, Sanddornöl, Schwarzkümmelöl, Traubenkernöl, Walnussöl, Weizenkeimöl

▶ Halbtrocknende Pflanzenöle

Der Anteil an mehrfach ungesättigten Fettsäuren liegt unter 60%.
Sie sind nicht so reaktionsfreudig, deswegen oxidieren sie nicht so rasch und ziehen somit weniger schnell in die Haut ein.

Sie sind enthalten in:

Kürbiskernöl, Sesamöl

▶ Nichttrocknende Pflanzenöle

Der Anteil an mehrfach ungesättigten Fettsäuren liegt unter 20%. Sie verleihen der Haut einen angenehmen, geschmeidigen Ölfilm.

Sie sind enthalten in:

Mandelöl, Olivenöl, Rapsöl, Aprikosenkernöl, Avocadoöl, Erdnussöl, Haselnussöl, Macadamianussöl, Pfirsichkernöl

5.02 | WICHTIGE INHALTSSTOFFE DER KALTGEPRESSTEN FETTEN PFLANZENÖLE UND DEREN WIRKUNGEN

▸ Einfach ungesättigte Fettsäure – Ölsäure

Die Ölsäure schützt das Herz-, Kreislauf- und Gefäßsystem sowie die Haut. Sie regt die Gallenproduktion an, unterstützt die Leberfunktion und wirkt verdauungsfördernd.

Sie ist enthalten in:

Sonnenblumenöl, Sheabutter, Sesamöl, Olivenöl, Mandelöl, Macadamianussöl

▸ Zweifach ungesättigte Fettsäure – Linolsäure

Die Linolsäure schützt Herz-, Kreislauf- und Gefäßsystem, stärkt das Immunsystem und wirkt hormonell ausgleichend. Sie schützen die Zellmembran vor eintretenden Bakterien und Viren und wirkt hautregenerierend.

Sie ist enthalten in:

Wildrosenöl, Hagebuttensamenöl, Distelöl, Kürbiskernöl, Nachtkerzenöl, Sanddornöl, Schwarzkümmelöl, Sesamöl, Sojaöl

▸ Dreifach ungesättigte Fettsäuren – Alpha-Linolensäure und Gamma-Linolensäure

Die **Alpha-Linolensäure** wirkt schmerzlindernd und entzündungshemmend. Sie fördert die Fließeigenschaft des Blutes und wirkt hautregenerierend.

Sie ist enthalten in:

Sanddornöl, Leinöl, Hagebuttensamenöl, Sojaöl

Die **Gamma-Linolensäure** ist ein Spezialist bei vielen Hauterkrankungen. Sie beeinflusst den Hormonhaushalt (innerlich eingenommen) positiv und wirkt seelisch aufhellend.

Sie ist enthalten in:

Nachtkerzenöl, Borretschsamen- und Johannisbeersamenöl

Außerdem enthalten kaltgepresste fette Pflanzenöle:

Fettbegleitstoffe wie z.B.: Pflanzenfarbstoffe (Flavonoide), Vitamine, Phytosterole, Lecithin, Spurenelemente und Aromastoffe.

Fettbegleitstoffe sind zwar nur in kleinen Mengen in Pflanzenölen enthalten, jedoch sind sie für die gesundheitsfördernde und heilende Wirkung der Pflanzenöle von entscheidender Bedeutung. Die ungesättigten Fettsäuren entfalten ihre volle Wirkung nur durch die Zusammenarbeit mit den äußerst wertvollen Fettbegleitstoffen. Sie wirken als Radikalfänger und beugen dadurch vielen chronischen Erkrankungen vor, schützen vor Zellschädigung, stärken das Immunsystem und regeln viele biochemische Reaktionen im Körper.

5.03 | DIE HALTBARKEIT DER FETTEN PFLANZENÖLE

Die Haltbarkeit der fetten Pflanzenöle wird je nach Art der Fettsäuren bestimmt. Je höher der Anteil an mehrfach ungesättigten Fettsäuren ist, desto rascher ist das Pflanzenöl nach Anbruch zu verbrauchen.

5.04 | GEWINNUNGSMETHODEN DER FETTEN PFLANZENÖLE

▸ Kaltpressung

Kaltpressung ist die schonenste Gewinnung – waschen, pressen, zentrifugieren und filtrieren - nur so bleiben die wertvollen, natürlichen Inhaltsstoffe erhalten und die ungesättigten Fettsäuren verändern sich nicht. Das Öl behält seinen typischen Geschmack und seine natürliche Farbe. Die Ausbeute liegt bei 15 - 50%. Kaltgepresste fette Pflanzenöle sind dem Hydrolipidmantel und dem pH-Wert der Haut sehr ähnlich. Nur kaltgepreßte fette Pflanzenöle greifen schützend und regulierend in den Stoffwechsel des menschlichen Organismus ein. Außerdem zählen sie zu den wahren Energiespendern. Sie werden absorbiert, dringen tief in die Haut ein und werden verstoffwechselt. Sie schützen, pflegen und unterstützen die natürlichen Funktionen der Haut.

▸ Warmpressung

Die Gewinnung erfolgt durch hohen Druck und hohe Temperatur. Man erzielt dadurch eine höhere Ausbeute von bis zu 85%, jedoch werden durch die Erhitzung die ungesättigten Fettsäuren in schädliche Trans-Fettsäuren umgewandelt. Sie erhöhen das Risiko des Auftretens von Herz-Kreislauferkrankungen, erhöhen die Blutfette, behindern wichtige Gewebshormone, das Immunsystem wird beeinträchtigt und sie können sogar karzinogen wirken. Außerdem gehen bei dieser Gewinnungsmethode die wertvollen Fettbegleitstoffe verloren.

▸ Chemische Extraktion

Bringt die höchste Ausbeute von bis zu 99%. Das Öl wird aus dem zerkleinerten Saatgut oder den Früchten mit Lösungsmitteln (Hexan, Leichtbenzin) herausgelöst und muss anschließend wieder destilliert und gereinigt (raffiniert) werden. Auf diese Weise entstehen billige, geruchs- und geschmacksneutrale Öle, die gesundheitsschädigend sind.

5.05 | UNTERSCHIED ZWISCHEN MINERALÖLEN UND FETTEN PFLANZENÖLEN

Mineralöle sind Erdölprodukte, die von der menschlichen Zelle nicht verarbeitet werden können. Auch Paraffine, Vaseline, synthetische Tenside sind Erdölabkömmlinge. Sie werden nur adsorbiert und unterstützen die Haut nicht in ihrer natürlichen Funktion, sondern behindern sie. Sie legen sich wie ein undurchlässiger Film auf die Haut.

Der Hydrolipidmantel wird zerstört, die Zusammensetzung des Hautfettes verändert und der Stoffwechsel der Haut beeinträchtigt. Phototoxische Reaktionen in Verbindung mit Sonneneinwirkung sind möglich. Über längere Zeit angewendet, stören Mineralöle die schützende Hornschicht (Zellmörtel) und machen die Haut durchlässiger. Die Haut kann ihre eigene Feuchtigkeit nicht mehr speichern und wird zunehmend trockener. Damit sich die Haut „gut" anfühlt, muss ständig nachgecremt werden. Auf diese Weise wird keine Hilfe zur Selbsthilfe, sondern eine Abhängigkeit erzeugt. Bedenklich in solchen Pflegeprodukten sind die vielen Zusatzstoffe, die unter anderem als Weichmacher, Konservierungs- und Farbstoffe sowie Feuchthaltemittel eingesetzt werden.

5.06 | ANWENDUNG FETTER PFLANZENÖLE

Sie werden auch als fette Öle, Basis- oder Trägeröle bezeichnet.

- Pflanzenöle werden zur natürlichen, gesunden Hautpflege pur auf die feuchte Haut nach einem Bad, einer Dusche oder einer Waschung aufgetragen.
- Pflanzenöle im Badewasser sorgen für ein wunderbares, rückfettendes Ölbad. Mischen Sie bis zu einer ½ Tasse Milch mit ca. 1-2 Esslöffel Pflanzenöl (z.B. Olivenöl) und geben Sie dies in das Badewasser. Vorsicht Rutschgefahr!
- Fette Pflanzenöle sind eine gute Trägersubstanz für die ätherischen Öle. Diese werden so schneller in die Haut eingeschleust. Die Herstellung von Aromapflegeprodukten ist in der Pflege ausschließlich dem Apotheker oder befähigten Firmen erlaubt.

In der Aromapflege werden nur native, kaltgepreßte Pflanzenöle und Pflanzenfette verwendet! Mineralöle sind für die Aromapflege ungeeignet!

5.07 | HÄUFIG VERWENDETE FETTE PFLANZENÖLE

In der Aromapflege werden die fetten Öle äußerlich angewendet. Die innerliche Anwendung der fetten Öle ist als „Spezifikum" für den privaten Gebrauch mitangeführt. Die innerliche Anwendung zu therapeutischen Zwecken obliegt der ärztlichen Anordnung.

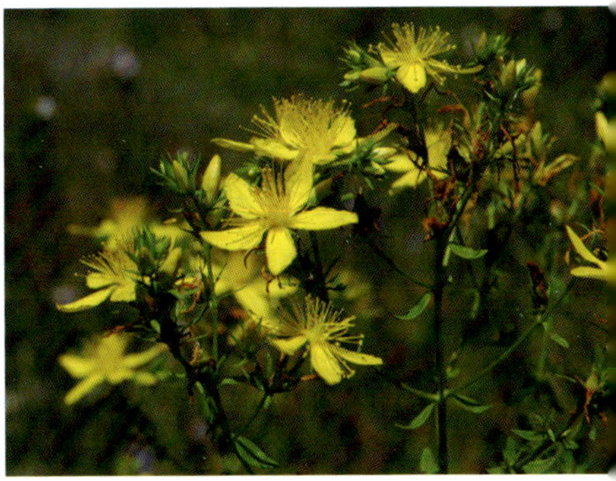

JOHANNISKRAUTÖL (Mazerat)

Johanniskraut wächst auf sonnigen Wiesen und Waldrändern, blüht um die Zeit von Johannis (24.Juni) bis zum September hin. Es wird als „Arnika der Nerven" bezeichnet. Man erkennt es an seinem zweikantigen Stängel. In den dunklen Tupfen, die sichtbar an den Blüten, Blättern und Stängeln sind, ist das Hypericin gespeichert. Dieser Farbstoff gibt dem Mazerat seine meist tiefrote Farbe.

Äußerliche Anwendungen:

- hautpflegend und hilfreich bei Hautproblemen (Schürfwunden, Schrunden,...)
- schmerzlindernd bei rheumatischen Beschwerden (Gelenksschmerzen,...)
- lindert neurologische Schmerzen wie z.B. Ischialgien
- allgemein schmerzlindernd (z.B.: Wachstumsschmerzen, Ohrenschmerzen [hinter dem Ohr einmassieren])
- wundheilungsfördernd, entzündungshemmend
- lindert Nervenentzündungen und Gürtelrose
- als Pflegeöl bei Narben, Verbrennungen, Erfrierungen
- muskelentspanned
- zur Decubitusprophylaxe

Innerliche Anwendungen:

- bei Hustenreiz und Halsschmerzen lindernd; einen kleinen Teelöffel Johanniskrautöl (eventuell mit etwas Honig oder Zitronensaft) einnehmen oder gurgeln (3 bis max. 5mal täglich)
- bei Magen- und Darmproblemen entzündungshemmend und schmerzlindernd; einen Teelöffel 1/2 Stunde 1 bis 2mal täglich vor den Mahlzeiten einnehmen
- bei Nervosität, Unruhezuständen, depressiven Verstimmungen wirkt Johanniskrautöl stimmungsaufhellend, vor allem bei innerlicher Anwendung. Hierfür wird Johanniskraut auch in Form von Tee, Alkoholauszug oder Phytopharmaka (Warnhinweise beachten!) angewendet.

Vorsichtsmaßnahmen:

- Bei starker Sonnenbestrahlung erhöht es die Lichtempfindlichkeit der Haut, dadurch kann es zu einer phototoxischen Reaktion kommen. Direkte Sonnenbestrahlung für ca. 12 Stunden nach dem Auftragen vermeiden.

Lateinischer Name:
Hypericum perforatum

Pflanzenfamilie:
Hypericaceae (Hartheugewächse)

Herkunft:
wild wachsend in Mitteleuropa, Nordwestafrika, Nordasien

Gewinnungsmethode:
Johanniskrautöl ist ein Mazerat (Kaltansatz, Pflanzenauszug) aus den Blüten in Olivenöl oder einem anderen hochwertigen Pflanzenöl; zu der Wirkung des Johanniskrautes kommen die des Olivenöles bzw. des für den Pflanzenauszug verwendeten fetten Pflanzenöles dazu

Inhaltsstoffe:
Hypericin, Hyperforin, Flavonoide, Biflavonoide, Gerbstoffe, ätherisches Öl

Geruch/Geschmack:
ähnlich dem Olivenöl bzw. dem für die Mazeration verwendeten Pflanzenöl, mit dem krautigen Duft des Johanniskrautes

Farbe:
rot

Charakter:
nicht trocknend, leicht wärmend

Haltbarkeit:
das Mazerat ist ca. 1 Jahr haltbar

JOJOBAÖL (Wachs)

Der kleine, bescheidene Jojobastrauch liefert ein sehr begehrtes Öl (flüssiges Wachs). Das flüssige Wachs ist sehr beständig gegen Bakterien, das heißt die Verkeimungsgefahr ist dadurch sehr gering. Die Indianer Südamerikas bezeichnen das Jojobaöl als das „flüssige Gold". Sie kennen und verwenden es seit vielen Jahrhunderten zur Wundheilung und Pflege von Haut und Haaren.

Die Pflanze strotzt den widrigsten Umweltbedingungen in den glutheißen Wüsten und benötigt nur 20 ml Niederschlag pro Jahr. Daher auch der Name „Überlebenskünstler". Die Samen (Nuss), etwa in der Größe einer Olive, enthalten etwa 50% Wachs. Die Ernte der Nüsse kann erst nach 5-6 Jahren erfolgen.

Äußerliche Anwendungen:

- macht gereizte, empfindliche und trockene Haut widerstandsfähiger
- schützt die Haut vor Kälte
- stärkt das Bindegewebe und beugt Faltenbildung vor
- reguliert den Feuchtigkeitshaushalt der Haut
- stabilisiert den Hydrolipidmantel
- unterstützt den Heilungsprozess der Haut bei vielen Hauterkrankungen und bei Sonnenbrand
- Jojobaöl besitzt eine ausgezeichnete Tiefenwirkung
- sehr pflegend, zieht gut in die Haut ein und hinterlässt einen nachhaltig schützenden, seidigen Film
- enthält einen natürlichen Lichtschutzfaktor von zirka 4
- wird gerne als Grundlage für Naturkosmetika verwendet
- ist als Zusatz für Narbenpflegeöle besonders beliebt

Vorsichtsmaßnahmen:

- Anwendungen nur äußerlich, da ein Wachs nicht verstoffwechselt werden kann. Nicht täglich auf der Haut anwenden, sondern mit anderen fetten Pflanzenölen mischen. Besonders Menschen die zu einer fettigen Haut neigen, sollten Jojobaöl sparsam verwenden und am Besten in Mischungen mit Nachtkerzen- oder Hagebuttensamenöl anwenden.

Ein qualitativ hochwertiges Jojobaöl verfestigt sich im Kühlschrank und bildet einen trichterförmigen Einzug.

Jojobaöl wird gerne mit ganz empfindlichen Pflanzenölen gemischt, um deren Stabilität zu verbessern und somit das Ranzigwerden zu verzögern.

Lateinischer Name:
Simmondsia chinensis

Pflanzenfamilie:
Buxaceae (Buchsbaumgewächse)

Herkunft:
Israel, Mexiko, Kalifornien

Gewinnungsmethode:
Kaltpressung der Nüsse

Inhaltsstoffe:
ca. 50% Wachs und ca. 37- 50% Fettbegleitstoffe (wie z. B. Vitamine und Carotinoide); der Anteil an Fettbegleitstoffen ist sehr hoch, die bekannten Werte liegen bei 37-39% (nach Mensier)

Geruch/Geschmack:
neutral

Farbe:
goldgelb

Charakter:
flüssiges Wachs

Haltbarkeit:
es ist ein Wachs und kann nicht ranzig werden, fast unbegrenzt (ca. 30 Jahre) haltbar

SÜSSES MANDELÖL

„Der Klassiker unter den Massageölen"

Der Mandelbaum wurde vor Jahrtausenden in Asien kultiviert. Schon im Altertum wurde Mandelöl zur Schönheitspflege verwendet. Mandelöl wird aus zwei Varietäten durch Kaltpressung gewonnen - aus den reifen Samen der Süßmandel und der Bittermandel. Diese beiden unterscheiden sich im Gehalt von Amygdalin, welches für die Giftigkeit und den bitteren Geschmack verantwortlich ist. Ist es nicht ausdrücklich als „süßes Mandelöl" deklariert, handelt es sich um das „Bittermandelöl" und darf somit nicht eingenommen werden.

Äußerliche Anwendungen:

- erhöht die Widerstandskraft der Haut
- wirkt reizlindernd, pflegend und schützend
- hilft bei trockener, schuppiger, spröder und zu Juckreiz neigender Haut
- ideal für die Babypflege
- sehr verträglich für alle Hauttypen
- besonders gut als Massageöl geeignet

Innerliche Anwendungen:

- nur süßes Mandelöl - z.B. als Salatöl verwenden
- nicht zu stark erhitzen

Vorsichtsmaßnahmen:

- Bittermandelöl (Prunus amygdalus Variation amara) nicht einnehmen!

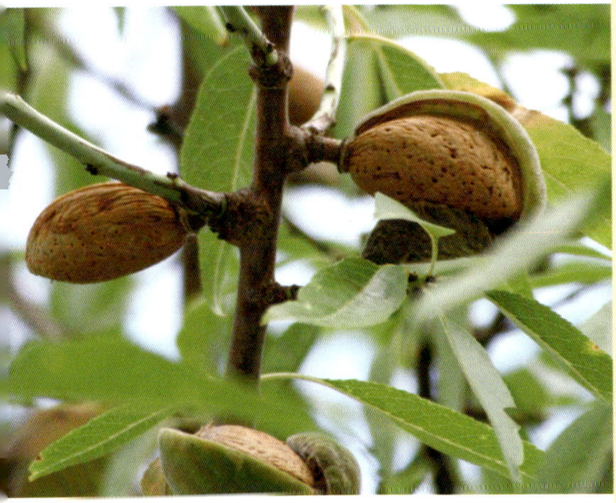

Lateinischer Name:
Prunus amygdalus var. dulcis

Pflanzenfamilie:
Rosaceae (Rosengewächse)

Herkunft:
Mittelmeerländer, Nordafrika, Kalifornien

Gewinnungsmethode:
Kaltpressung aus den Mandeln

Inhaltsstoffe:
ca. 80% Ölsäure, ca. 15-20% Linolsäure, ca. 6% gesättigte Fettsäuren, ca. 1-1,5% Fettbegleitstoffe (fast ausschließlich alpha-Tocopherol)

Geruch/Geschmack:
nussig, leicht bitter

Farbe:
blass bis gelblich

Charakter:
nicht trocknend

Haltbarkeit:
ca. 1-2 Jahre

OLIVENÖL

Der Olivenbaum, der bis zu 3000 Jahre alt werden kann, gilt als Sinnbild des Friedens, Glückes und Segens. Aus dem gemahlenen Fruchtfleisch der Oliven gewinnt man durch die erste Kaltpressung das so genannte Jungfernöl (extra vièrge oder extra virgine) oder "natives Olivenöl extra".

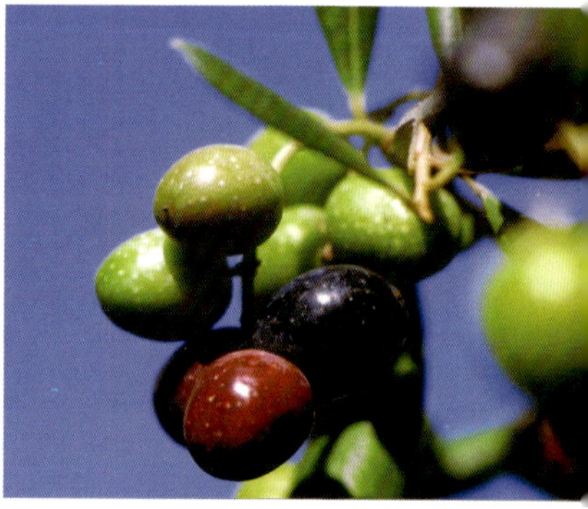

Äußerliche Anwendungen:

- pflegend und hautregenerierend, ideal bei trockener, rissiger und schuppender sowie schlecht durchbluteter Haut
- zur täglichen Hautpflege geeignet
- ideal zur Nagel- und Haarpflege (bei allen Haarproblemen)
- auf Grund der enthaltenen Ölsäure und der phenolischen Verbindungen bietet das Olivenöl einen idealen Hautschutz (vor freien Radikalen und UV-Strahlen)
- es ist ein leicht wärmendes Öl, daher bei schmerzenden Gelenken und Muskelverspannungen anwendbar

Innerliche Anwendungen:

- Prophylaxe von Herz-, Kreislaufbeschwerden
- Senkung des Cholesterinspiegels
- feuert den Stoffwechsel an
- unterstützt die Bauchspeicheldrüsen- und Leberfunktion, ist ein Spezialist für die Galle
- leicht abführende Wirkung
- leicht blutdrucksenkende Wirkung
- lindert Schleimhautreizungen des Magens und Sodbrennen
- beugt Infektionen vor und fördert den Heilungsprozeß
- nur bis zu 100 ° C erhitzbar, daher nicht zum braten, frittieren und grillen geeignet

Lateinischer Name:
Olea europaea

Pflanzenfamilie:
Oleaceae (Ölbaumgewächse)

Herkunft:
Mittelmeerländer

Gewinnungsmethode:
Kaltpressung aus dem Fruchtfleisch

Inhaltsstoffe:
ca. 75% Ölsäure, ca. 15% gesättigte Fettsäuren, ca. 10 % Linolsäure, ca. 0,5 – 1,5% Fettbegleitstoffe (bis zu 0,7% Squalen, Phytosterole, phenolische Verbindungen, Vitamin E – Komplex [Tocopherol])

Geruch/Geschmack:
fruchtig, mild bis intensiv olivig

Farbe:
grün

Charakter:
nicht trocknend, leicht wärmend

Haltbarkeit:
1 Jahr

SESAMÖL

Sesam stammt ursprünglich aus Afrika und ist vermutlich die älteste Ölpflanze. Sie erreicht eine Höhe von ca. 1,20m. Die Pflanze wird seit Jahrtausenden in Indien und China angebaut. Sie trägt purpurfarbene Blüten und ähnelt dem Fingerhut. Besonders in der indischen Heilkunde (Ayurveda) ist Sesamöl das am meisten verwendete Hautpflegeöl. Es wird sehr gerne als Massageöl verwendet und gilt auch als Nerventonikum.

Äußerliche Anwendungen:

- wärmend, durchblutungsfördernd
- entgiftend (bindet und leitet Ablagerungen von Giftstoffen und Schwermetallen aus dem Fettgewebe aus)
- die Zellaktivität wird gesteigert
- wirkt gegen vorzeitige Hautalterungsprozesse
- die Haut wird regeneriert und widerstandsfähiger
- stärkt das Immunsystem
- mildert rheumatische Erkrankungen
- Sesamöl gibt körperliche und seelische Kraft, wirkt erdend und beruhigend, ist besonders für „Dünnhäutige" geeignet

Innerliche Anwendungen:

- unterstützt zahlreiche Stoffwechselvorgänge
- verbessert die Zellregeneration
- wirkt entgiftend (Ölziehkur = morgendliches Mundspülen mit Sesamöl entzieht der Mundschleimhaut Schadstoffe und kräftigt sie)
- gute Hitzestabilität, daher in der Küche sehr beliebt

Vorsichtsmaßnahmen:

- wegen der durchblutungsfördernden und wärmenden Wirkung nicht bei Neurodermitis oder entzündlichen Hautprozessen verwenden

Lateinischer Name:
Sesamum indicum

Pflanzenfamilie:
Pedaliaceae (Pedaliengewächse)

Herkunft:
China, Sudan, Venezuela, Indien

Gewinnungsmethode:
Kaltpressung der Samen

Inhaltsstoffe:
ca. 42 - 50% Ölsäure, ca. 38 - 44% Linolsäure, ca. 14% gesättigte Fettsäuren, Fettbegleitstoffe (wie Phenole [Sesamol, u.a.], Phytosterole, Lignane [Sesamin, Sesamolin], Lecithin, Tocopherole)

Geruch/Geschmack:
leicht nussig, sehr mild

Farbe:
gelblich

Charakter:
halbtrocknend, wärmend

Haltbarkeit:
ca. 1 Jahr

SHEABUTTER/KARITEBUTTER

Der Sheabutterbaum wächst in Zentralafrika. Nach Pressung, Raffination und Reinigung erhält man eine hochreine, elfenbeinfarbige, sehr oxidationsstabile Qualität von fester Konsistenz. Der Schmelzpunkt der Sheabutter liegt bei einer Temperatur von 35 – 45° C. Sheabutter enthält einen hohen Anteil an Fettbegleitstoffen, darunter sehr viel Triterpenalkohole, welche die Haut unter anderem vor dem Befall von Mikroorganismen schützen.

Äußerliche Anwendungen:

- unterstützt den Heilungsprozess der Haut bei Verletzungen und Entzündungen
- ist sehr feuchtigkeitsbindend
- macht die Haut zart und geschmeidig
- beugt Hautalterung durch positiven Effekt auf das kollagene Gewebe der Lederhaut vor
- bietet einen Zellschutz für die Oberhaut auf Grund des enthaltenen Vitamin E
- normalisiert den Verhornungsprozess der Haut auf Grund des enthaltenen Vitamin A
- wird in der Naturkosmetik unter anderem als Stabilisator von Cremes und als Konsistenzgeber eingesetzt

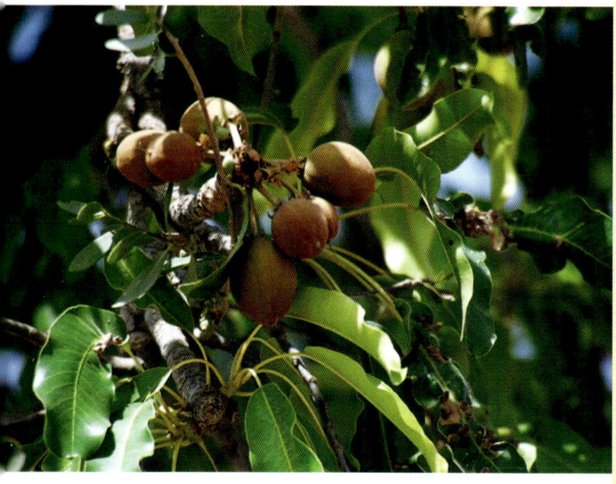

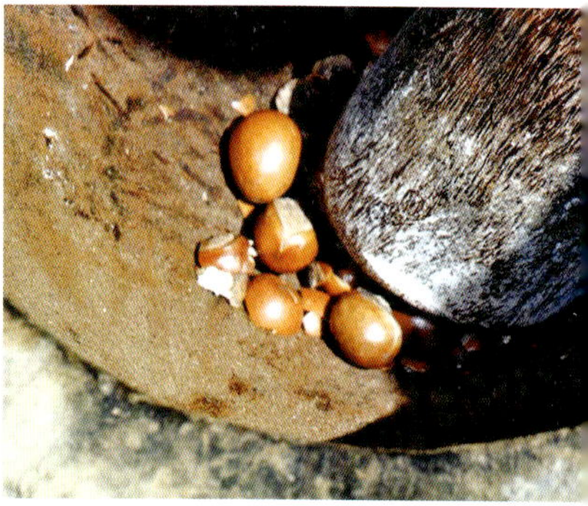

Lateinischer Name:
Butyrospermum parkii

Pflanzenfamilie:
Sapotaceae (Sapotegewächse)

Herkunft:
Zentralafrika

Gewinnungsmethode:
Pressung der Samen, anschließend produktschonende Raffination und Reinigung

Inhaltsstoffe:
ca. 49% Ölsäure, ca. 48% gesättigte Fettsäuren, 5% Linolsäure, ca. 4-10% Fettbegleitstoffe (davon ca. 75% Triterpenalkohole, Phytosterole, Vitamin E, Provitamin A, Allantoin)

Geruch/Geschmack:
nussig, leicht bitter

Farbe:
weiß

Charakter:
fett

Haltbarkeit:
ca. 2 Jahre

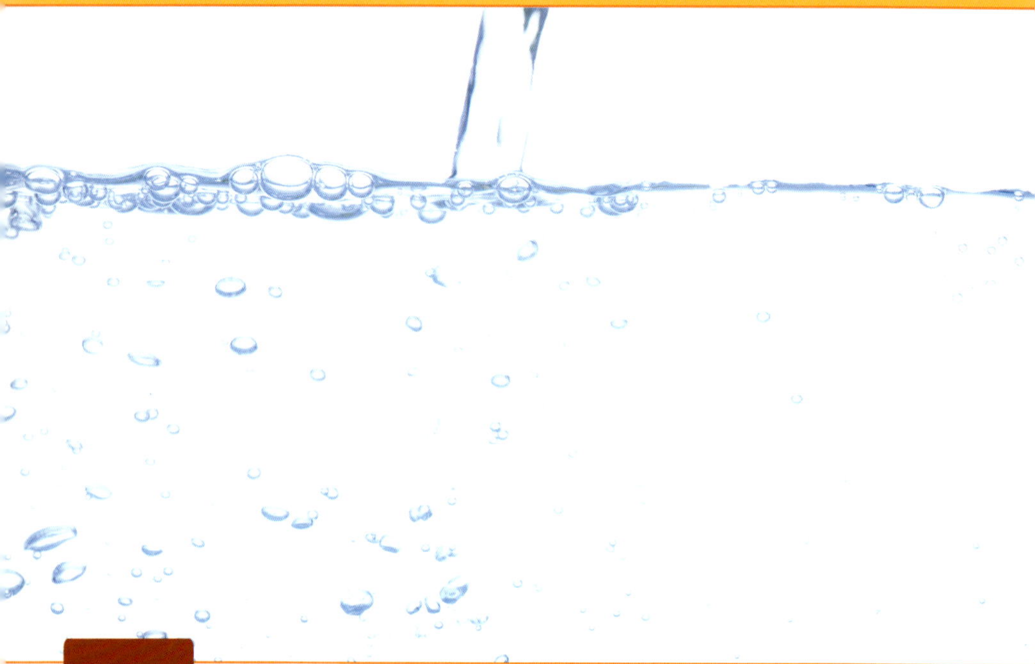

6 HYDROLATE

Die Hydrolate werden auch als Pflanzen- oder Blütenwässer bzw. Aquarome bezeichnet. Sie sind das Kondensat, das bei der Wasserdampfdestillation gewonnen wird und somit ein Nebenprodukt des Destillationsprozesses. Die Hydrolate sind stark verdünnte, wässrige Lösungen, die vor allem die leicht wasserlöslichen (hydrophilen) Moleküle enthalten.

Inhaltsstoffe:

- wasserlösliche, hydrophile Inhaltsstoffe und geringe Spuren des ätherischen Öles

Vorsichtsmaßnahmen:

- Hydrolate sind sehr labile Verbindungen und können leicht verkeimen, daher wird eine Zugabe von Alkohol (meist 12-14%) empfohlen. Manche Hydrolate sind auch mit Algenextrakt konserviert und stellen so für die Anwendung z.B. in Form einer Augenkompresse kein Problem dar.

Haltbarkeit:

- ungeöffnet maximal 1 Jahr, nach Anbruch rasch verbrauchen (ca. 2 Monate)

Aufbewahrung:

- dunkel und kühl

Verwendung:

- am besten mit einem Sprühaufsatz verwenden (ersten Hub in die Luft sprühen)

Wirkungen:

- sanft, gut hautverträglich, regulieren den Hydrolipidmantel, somit auch den pH – Wert der Haut, entzündungshemmend, meist kühlend und erfrischend

6.01 | ANWENDUNG VON HYDROLATEN

- zur natürlichen Hautpflege (z.B. als Gesichtswasser pur verwenden)
- als Zusatz für eine After Sun Lotion
- zur Augenpflege in Form von Kompressen (Vorsicht: Hydrolate werden zum Teil mit Alkohol versetzt – dann ist eine Anwendung als Augenkompresse nicht möglich)
- zur Erfrischung (Beinpflege, ...)
- als Basis für
  - die Duftlampe
  - Raum- und Körpersprays
  - Naturparfüms, Rasierwässer und Naturkosmetik
- in der Aromaküche

6.02 | BESCHREIBUNG WICHTIGER HYDROLATE

➤ LAVENDELHYDROLAT- Lavandula officinalis

Anwendungen:

- für alle Hauttypen geeignet, besonders jedoch für die fette und unreine Haut und/oder bei Akne
- zur Haarpflege bei fettigem Haar
- zur Mundpflege
- als Kompresse bei Insektenstichen, Sonnenbrand und gereizter Haut

➤ ROSENHYDROLAT - Rosa damascena

Anwendungen:

- für alle Hauttypen geeignet, besonders bei trockener und sensibler Haut
- für die empfindliche Babyhaut
- als Feuchtigkeitsspender bei Kopfhautproblemen
- als Rasierwasser
- als Kompresse bei übermüdeten, gereizten Augen (Lidödemen)

➤ MYRTENHYDROLAT - Myrtus communis

Anwendungen:

- für alle Hauttypen geeignet, besonders bei entzündeter, fettiger und trockener Haut mit Rötungen
- für schuppige Kopfhaut (als Haarwasser)
- als Rasierwasser und Mundwasser
- zur Augenpflege

➤ MELISSENHYDROLAT - Melissa officinalis

Anwendungen

- für unreine, sensible Haut
- zur Haarpflege bei fettigem Haar
- zur Mundpflege
- bei Quetschungen und Prellungen
- bei Herpes labialis stark antiviral wirksam

➤ WEITERE HYDROLATE

- Hamamelis
- Kamille
- Orangenblüte
- Pfefferminz
- Rosmarin
- Salbei
- Sandelholz
- Teebaum
- ...

7 REISPULVER

Es handelt sich um feinst pulverisierten Reis, möglichst aus kontrolliert biologischem Anbau.

Das in der Aromapflege verwendete Reispulver muss von höchster Qualität und spezieller Aufbereitung sein. Es wird sehr fein gemahlen, von Enzymen gereinigt und von den Zellwänden befreit.

Haltbarkeit:

- bis zu 2 Jahren

Aufbewahrung:

- gut verschlossen und trocken lagern

Wirkung:

- wirkt auf die Hautoberfläche kühlend, nervenberuhigend und entzündungshemmend
- bindet Ausscheidungen der Haut wie Fett, Feuchtigkeit und Toxine
- hat sich bewährt zur Erstbehandlung in der Umstellung auf natürliche Hautpflege
- wird trocken und dünn z.B. auf die Haut, Gesäßbereich oder in Hautfalten aufgetragen, sanft einmassiert und mit Wasser bzw. Rosenhydrolat wieder entfernt (dies kann auch bei der nächsten Pflege oder beim nächsten Wickeln entfernt werden)
- es kann wie ein Puder verwendet werden und auch auf der Haut bleiben
- zum Schutz vor Kontamination mit Keimen und zur leichteren Anwendung kann das Reispulver in eine Streudose gefüllt werden

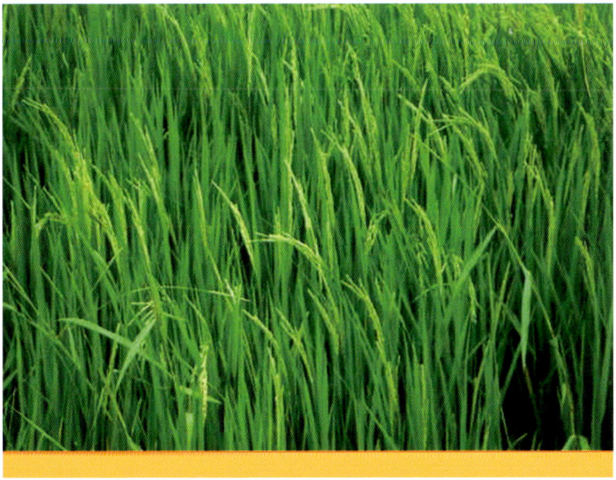

1 Reisfeld

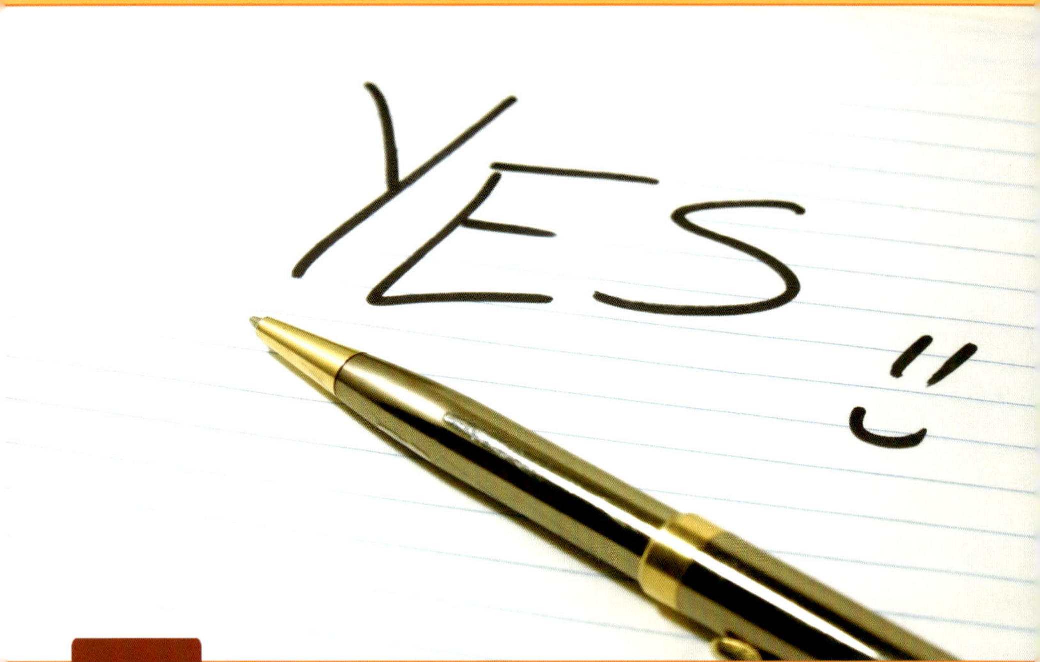

8 ERFAHRUNGSBERICHTE

➤ Klinik Pirawarth, Kur- und Rehabilitationszentrum

Pflegedirektorin DGKS Heike Schiffner-Scheck

„Jede Rose, die in der äußeren Welt duftet, spricht vom Geheimnis des Ganzen" (Rumi). Weil uns dieses Geheimnis des Ganzen fasziniert und motiviert, arbeitet das Pflegeteam der Klinik Pirawarth seit fünf Jahren mit dem Konzept „Aromapflege". Die Klinik Pirawarth ist ein Rehabilitationszentrum, eine Sonderkrankenanstalt für Neurologie und Orthopädie, wo täglich durchschnittlich 265 PatientInnen betreut werden. Wir haben mit den ätherischen Ölen Lavendel fein, Orange, Rosengeranie und Zitrone unsere Arbeit in der Aromapflege begonnen. Inzwischen erweitert eine Pilzölmischung, eine Majoranmischung und das ätherische Öl Rosmarin unsere Möglichkeiten. Regelmäßige Fortbildungen im Aromapflegekonzept, mit dem Ziel, alle PflegemitarbeiterInnen zu schulen, gehören zu unserer festgelegten Vorgehensweise, und dies ist im Sinne professionellen Handelns unserer Erfahrung nach Grundvoraussetzung.

Motivation für unsere tägliche Arbeit mit den ätherischen Ölen ist die große Offenheit und hohe Akzeptanz unserer PatientInnen. Wir bekommen in den meisten Fällen bereits beim Vorschlag des Konzeptes ein sehr positives Feedback. Immer mehr RehabilitationspatientInnen kommen bereits mit dem Wunsch, ätherische Öle einzusetzen, zur Aufnahme. Mit Worten wie Wohlbefinden, Entspannung, Ausgleich, Reinigung, Wärme, Wohltat, Energie und Erfrischung beschreiben unsere Gäste die Wirkung der Aromapflege. Die bevorzugte Anwendung erfolgt über einen in unserer Keramikwerkstatt hergestellten Aromastein, aber auch mittels Waschung, Auftragung und Einreibung. Unsere „Majoranmischung" (Majoran, Lavendel fein und Mandarine) findet bei den PatientInnen und AnwenderInnen großen Anklang. Diese wird überall dort eingesetzt, wo eine entspannende, wohltuende, beruhigende und erwärmende Wirkung erwünscht ist. PatientInnen, die unter Umständen bereits seit vielen Jahren unter Verspannungen leiden, erzählen uns begeistert über Erfolge. Oft werden Gäste mit einer Majoranölmischung für zu Hause „ausgestattet". Wir freuen uns, dass wir in der Klinik Pirawarth die Möglichkeit haben, nach Absprache mit der Klinikleitung und der Erstellung einer Richtlinie die Aromapflege anzuwenden.

➤ Allgemeine Unfallversicherungsanstalt - Unfallkrankenhaus Linz

DGKS Karin Pascher

Im Rahmen meiner Ausbildung zur Praxisbegleiterin für Basale Stimulation in der Pflege, hatte ich neben einigen vorangegangenen schriftlichen Arbeiten, schlussendlich auch eine Abschlussarbeit zu schreiben. Ich arbeitete zu dieser Zeit als Intensivpflegefachkraft an einer unfallchirurgischen Intensivstation.

Jener Patient, den ich für eben diese Arbeit auswählte, stellte in jeder Hinsicht eine besondere Herausforderung dar. Es handelte sich um einen jungen Mann im Alter von 26 Jahren, der durch einen Autounfall eine sehr schwere, irreversible Hirnschädigung erlitten hatte und als Wachkomapatient in erster Linie aufgrund seiner Beatmungspflichtigkeit noch an unserer Abteilung lag. Ein so genannter "status-idem" Patient.

Die Betreuung umfasste die Körperpflege und Ernährung. Der Patient lautierte und zeigt immer wieder starke Spasmusneigung. Beide Symptome wurden mit Spasmolytika und Opiaten behandelt. Zu Beginn meiner Arbeit war mein erster Eindruck von diesem Patienten natürlich diese reduzierte Ausdrucksweise. Dennoch waren, wenn auch nur wenige, ruhigere Phasen zu bemerken. Es war im Umgang aller Betreuenden sehr stark spürbar, dass die Unwiderrufbarkeit dieser irreversiblen Hirnschädigung in erster Linie zu großem Mitleid führte bis hin zu einem "Mitlaufen des Patienten" neben dem normalen Intensivbetrieb. Meine Intention in der Pflege war aufzuzeigen, wie schön es trotz aller Wahrheit sein kann, diese Menschen zu „begleiten". Ich wollte ihm Ruhe und Entspannung anbieten, seine Spasmusneigung und das gequälte Lautieren reduzieren. Von seinen Angehörigen wusste ich, dass N. früher sehr viel Wert auf Körperpflege gelegt hatte. So schien mir ein Vollbad ein geeigneter Weg, um meinem Pflegeziel der Entspannung näher zu kommen. Mit Erlaubnis des zuständigen Anästhesisten führte ich dieses durch. Der Patient wurde minimal monitiert, die Beatmung erfolgte über ein mobiles Beatmungsgerät. Als Badezusatz wählte ich ein hochwertiges Lavendelölbad. N. schlief in der Badewanne ein, ruhig atmend mit einem beinahe zufriedenen Gesichtsausdruck. Die anwesende Anästhesistin schrieb daraufhin in die Fieberkurve als Anordnung: einmal pro Woche und nach Bedarf ein Vollbad. Dieses Vollbad wurde von meinen Kolleginnen dann auch durchaus öfter als einmal pro Woche durchgeführt. Es war wirklich beeindruckend, wie viel Ruhe N. dadurch erfuhr. Speziell im Krankenhaus mit all der Hightech herrscht oft Unfassbarkeit darüber, dass wir ein Geschehen, das vielleicht schon am Unfallort entschieden wurde, nicht mehr umkehren können. Doch gerade dann, denke ich, ist es unsere Pflicht, diesen Patienten bestmögliche Betreuung zukommen zu lassen. Nicht mit dem Ziel der "restitutio ad integrum", sondern mit dem Ziel der Begleitung seines Weges.

Herr N. verstarb letztendlich nach einem halben Jahr Aufenthalt.

➤ SeneCura Sozialzentrum Purkersdorf

Pflegedienstleitung DGKS Regina Hermann mit Team

Derzeitige Anwendung von Aromapflege im Sozialzentrum Purkersdorf: Aromabäder wöchentlich, meist mit Olivenöl, Milch und Duft nach Wunsch, aber auch Bäder mit Meersalz und Duft. Bevorzugte Düfte sind Lavendel und Geranie. Alle Bewohner genießen diese Bäder, haben bei Anwendung von Olivenöl gleichzeitig eine ideale Hautpflege. Täglich eine Ganzkörperwaschung nach basaler Stimulation, entweder beruhigend mit Geranienöl oder Lavendelöl oder anregend mit Rosmarinöl. Diese Waschungen werden gezielt nach Bedarf eingesetzt. Erfolge durch Entspannung bei Bewohnern mit schlechtem Allgemeinzustand. Erfolge auch durch Verbesserung des Körperbewußtseins und der anschließenden Mobilisation durch anregende Waschungen mit Rosmarinöl. Anregende Fußwaschungen mit Rosmarinöl bei Bewohnern mit Gangstörungen und Polyneuropathien. Besserung von Übelkeiten durch Wattepads, die mit Zitronenöl beträufelt und den Bewohnern in Gesichtsnähe auf den Polster gelegt werden. Mundpflege mit Sonnenblumenkernöl und Aromaölen (Zitrone, Myrte,...) entfernt weißliche Beläge auf der Zunge und hilft bei Paradontose und Mundgeruch, sofern regelmäßig angewendet. Mundpflege mit Aromaöl auch sehr gut angenommen bei Sterbenden und Wachkomabewohnern. Atemstimmulierende Einreibungen mit Olivenöl und Thymian hilft den Wachkomabewohnern den Schleim auszuhusten, sie müssen somit weniger abgesaugt werden. Beduftung der Aufenthaltsbereiche zum Beispiel mit Orangenöl oder Mandarinenöl und Zitronenöl. An Tagen, an denen manche Bewohner unruhig sind, Beduftung mit Lavendelöl. Beduftung des Zimmers bei Sterbenden mit Sandelholzöl und Geranienöl. Bei fiebernden Patienten helfen Fußwickel mit Lavendelöl. Anwendung bei Bewohnerin mit Colostomie, vor dem Stomawechsel Tupfer mit Lieblingsduft Orangenöl zum Riechen gegeben. Sie konnte dadurch die Manipulation akzeptieren und hat den Wechsel langsam selbst übernommen. Sie konnte nach Hause entlassen werden und versorgt weiterhin ihre Colostomie selbständig.

➤ AKH Wien Univ. – Klinik für Anästhesie und Allg. Intensivmedizin, Station 13C2

Stationsleitender Oberarzt Prof. Dr. Peter Germann, Stationsleitung DGKS Renate Aiwasian, Stationsleitende Stellvertretung DGKS Karin Seif

Seit nunmehr sechs Jahren wenden wir in unserem Bereich die Aromapflege mit großem Erfolg an. Die Anwendungsmöglichkeiten sind sehr breit gefächert. Durch die Aromapflege konnten wir eine spürbare Steigerung des Wohlbefindens und somit Streßreduktion des Patienten während der Weaningphase durch Raumbeduftung, Waschungen und Einreibungen mit beruhigenden ätherischen Ölen, beobachten. Zum Beispiel: Reduktion von Sedativa durch den Einsatz der Aromapflege als Einschlafhilfe, deutliche Verbesserung von Juckreiz und Schmerzen, Verbesserung des Hautzustandes, vor allem bei Langzeitpatienten, beruhigende Wirkung bei Entzugssymptomatik. Das durch die Aromapflege entstehende angenehme Raumklima schafft sowohl bei Patienten, Angehörigen, wie auch beim Team Wohlbefinden. Dieses bestätigen uns die Reaktionen von ehemaligen Patienten sowie deren Angehörigen immer wieder.

➤ Haus Ehrenberg, Wohn- und Pflegeheim Reutte

Stationsleitung 4.Stock DGKS Nina Lenzi mit Team

Wir wenden die Aromapflege auf unserer Station seit ca. 2 Jahren an. Wir konnten in verschiedensten Bereichen sehr gute Erfahrungen sammeln:

- Sterbebegleitung – Hand- und Fußmassagen oder die Anwendung Raumbeduftung in der letzten Lebensphase
- kombiniert mit Basaler Stimulation, in Phasen der Unruhe zur Entspannung oder zur Vigilanzsteigerung
- zum Ausstreichen der Gelenke (Kontrakturenprophylaxe)
- Biographiearbeit (alte, bekannte Düfte)
- als natürliches Mittel für die Körperpflege (Fußbäder, Waschungen, Vollbäder, ...)

Unsere Bewohner, aber auch wir als Pflegepersonen, profitieren durch die Anwendung von ätherischen Ölen. Für uns ist es sehr wichtig die Aromapflege gezielt und individuell auf unsere Patienten abzustimmen.

➤ NÖ Landes-, Pensionisten- und Pflegeheim „Severinheim“

Pflegedienstleitung DGKS Eva Hofstadler

Die Aromapflege wurde vom Team gut aufgenommen. Zum Beispiel wirkt sich das ätherische Orangenöl im Dienstzimmer sehr positiv auf das Arbeitklima aus. Die Aromapflege vermittelt ein Wohlbefinden bei den Bewohnern und beim Personal unseres Heimes. Auch die Angehörigen sind positiv überrascht und fragen immer wieder, warum es bei uns so gut duftet.

Unsere Bewohner genießen weiters die Aromabäder. Der Hautzustand hat sich durch die Pflege mit Olivenöl und ätherischen Ölen sehr verbessert. Lavendelöl hat sich als Einschlafhilfe sehr bewährt. Die medikamentöse Therapie zur Einschlafhilfe konnte reduziert werden. Bei zwei Heimbewohnern konnten sehr gute Erfolge bei trockener, juckender Haut erzielt werden.

Bei derzeit 52 Heimbewohnern auf der Station konnte nur bei einem Bewohner kein positiver Erfolg erzielt werden. Dieser Bewohner lehnt Düfte ab.

➤ Pflegezentrum Langenlois

Geschäftsführer DGKP Markus Pöschl mit Team

Aromapflege ist in unserem Haus (Pflegezentrum Langenlois) sozusagen noch in den Kinderschuhen, doch wir beginnen immer mehr, in diesen Bereich hineinzuwachsen. Wir sind ein relativ kleines Team von 16 Pflegepersonen, die für die Betreuung von 50 Bewohnern verantwortlich ist. Von diesen Pflegepersonen haben sich 2 Mitarbeiter bereit erklärt, sich intensiver mit diesem Thema zu beschäftigen. Diese zwei kümmern sich um den Bestand und um die Aufnahme der jeweiligen Bewohner in die Pflegeplanung. Wie gesagt, obwohl unsere Erfahrungen noch begrenzt sind, da wir mit Anfang des Jahres damit begonnen haben, Aromapflege in die Praxis miteinzubeziehen, können wir bereits einige sehr positive Auswirkungen sowohl auf die Bewohner, als auch auf deren Angehörige bzw. auch auf die Pflegenden erkennen.

Mit relativ wenig zusätzlichem Zeitaufwand, der kaum nennenswert ist, kann man die Zufriedenheit der Bewohner steigern, somit ihnen wieder etwas an Lebensqualität zurückgeben und die Angehörigen sind ebenfalls beruhigt, da sie merken, dass diesem Bewohner Positives widerfährt. Die Pflegenden profitieren von der Zufriedenheit der Bewohner, unter anderem da weniger Schwesternrufe zu beobachten waren und es ist einfach schön zu sehen, dass es den zu betreuenden Personen gut geht.

Unter Aromapflege verstehen wir, dass zum einen durch taktile Reize (Einreibungen, Waschungen, Massagen,...) mit diversen Ölen dem Bewohner eine bewusste Zuwendung vermittelt wird, dass etwas Besonderes nur für ihn gemacht wird, zum anderen haben die Öle unterschiedliche Wirkungsweisen, die gezielt eingesetzt werden, zum Beispiel zur Beruhigung, zur Agressionsverminderung, zur Angstverminderung, zur Entzündungshemmung, zum Schleim lösen, u.v.m. Hinzu kommt, dass auch der Geruchssinn sehr stark angesprochen wird, der meist schon altersbedingt eine Einschränkung bzw. eine Veränderung erfahren hat. Diese olfaktorischen Reize haben dazu geführt, dass die Bewohner immer wieder äußern, dass es gut duftet oder dass sie sich wohl fühlen. Wir setzen Öle hauptsächlich beim Baden ein. Momentan verwenden wir meistens Lavendelöl, wobei wir auch Cajeput-, Melissen-, Mandarinen- oder Orangenöl zur Verfügung haben. Weiters setzen wir ein speziell gemischtes Produkt zur Mundpflege ein. Hauptsächlich betreuen wir hiermit die Bewohner mit apallischem Syndrom bzw. Bewohner mit stark reduziertem Allgemeinzustand, die Schluckstörungen aufweisen (z.B. Hemiplegiker). Hierbei konnten wir beobachten, dass v.a. die Apalliker Mundpflege zuerst vehement ablehnten, in Form von Zähne zusammenbeißen, vermehrt spastische Tendenzen zeigten. Doch mit Beginn der Mundpflege mit diesem Öl konnte man ca. nach 1 ½ Wochen erkennen, dass die Durchführung wesentlich leichter war, da die Bewohner entspannter waren und die Mundpflege durchführen ließen. Dies führte natürlich zu einer Arbeitserleichterung in der Pflege und zu einer größeren Zufriedenheit des Pflegepersonals. Eine Bewohnerin mit stark reduziertem Allgemeinzustand äußerte, dass sie es als „erfrischend“ empfinde und dass sie lange einen angenehmen Geschmack im Mund hat. Ein Öl, ein so genanntes Begleitöl, haben wir vor allem bei sterbenden Bewohnern genommen. Bei ihnen konnten wir feststellen, dass sie etwas ruhiger geworden sind. Eine Bewohnerin, die stark unter Angstzuständen, Verfolgungswahn leidet und vor allem in der Nacht oft in 10 Minuten Takt läutet wegen banalen Dingen, einfach um die Angst vor der Einsamkeit zu überwinden, wurde am Abend mit einer Lavendelölmischung eingerieben und sie hat in dieser Nacht kein einziges Mal geläutet. Ich glaube, hierzu bedarf es keiner weiteren Begründung, was dies für alle (Bewohner und Pflegepersonal) bedeutet.

➤ Allgem. öffentliches Krankenhaus der Elisabethinen Linz

Stationsleitung DGKS Claudia Beham

Im Krankenhaus der Elisabethinen Linz haben zwei DGKS die Ausbildung zum Aromaexperten absolviert und im Jahre 2000 ein Konzept für die Anwendung von ätherischen Ölen erarbeitet. Es wurden Aromapflegestandards für die zu verwendenden Öle und genaue Arbeitsvorgaben für das gesamte Krankenhaus erstellt. Weiters gab es für jede einzelne Station einen Informationsabend über die Anwendungsformen und wichtige allgemeine Informationen über ätherische Öle.

Folgende 100% ätherischen Öle werden verwendet: Bergamotte, Lavendel, Pfefferminze, Rosmarin, Zitrone. Weiters kommen die Mischungen Antidekubitusöl, Wohlfühlöl und „Drei Winde Öl" zum Einsatz.

Was hat die Aromapflege auf unserer Station verändert, bewirkt, bewegt?
Wir haben auf der Station Chirurgie Klasse die Aromapflege über Projektmanagement eingeführt, welches im Rahmen meiner Ausbildung zur Stationsleitung erarbeitet werden musste. Dadurch konnten wir die Chance nützen und uns sehr intensiv mit diesem Thema beschäftigen. Die Definition des Projektes lautete „Implementierung von Aromapflege und Wickel auf der Station Chirurgie Klasse" im Krankenhaus der Elisabethinen Linz.

Die Umsetzung dieses Projekts förderte die Motivation und Kreativität der Mitarbeiter und alle gehen mit sehr viel Freude an die tägliche Arbeit. Auch von unseren PatientInnen bekommen wir viel positives Feedback. Die Besucher berichten, dass der Duft der verwendeten Öle als sehr angenehm empfunden wird.

Erfahrungsbericht eines Patienten:
„Durch die Anwendung dieser von mir sehr angenehm empfundenen Öle, konnte eine häufig auftretende Geruchsbelästigung, hervorgerufen durch abgesondertes Blut und Wundsekret, überlagert werden. Das damit erreichte Gefühl von mehr Reinlichkeit empfand ich als sehr positiv und erreichte dadurch eine Steigerung meiner Lebensqualität". (Dieser Patient bekam bei jedem Verbandswechsel ein Dufttuch mit einem von ihm als angenehm riechend empfundenen ätherischen Öl.)

▶ Rehabilitationszentrum Weisser Hof

Station Ebene 2, DGKS Gerda Schuch

Einer unserer Klienten (Tetraplegie) litt wochenlang unter starken Spasmen an den Extremitäten. Die zulässige Milligramm Dosierung an Spasmolytika war erreicht. Als Alternative bot ich ihm Einreibungen mit ätherischen Ölen an (Johanniskraut Öl [fettes Pflanzenöl], Lavendel Ol und Basilikum Öl). Über einen Zeitraum von 4 Wochen erhielt er 3mal wöchentlich 1 Stunde diese Einreibung. Bereits nach der ersten Einreibung war ein Erfolg sichtbar. Nach der vierwöchigen Behandlung waren die Spasmen um 50% reduziert. Dieser Zustand hielt bis 3 Stunden nach der Behandlung an.

▶ Landeskrankenhaus Bregenz

Aromapflegebeauftragte DGKS Maria Jungblut

Im LKH Bregenz werden seit 1999 Phytoaromapflegeprodukte in der Patientenpflege verwendet. Diese authentischen, genuinen Pflanzenöle und ätherischen Öle (sowie die daraus hergestellten Aromapflegeprodukte) stammen überwiegend aus kontrolliert biologischem Anbau mit bester Qualität und Prüfzertifikat.

Mit der Auseinandersetzung, welche Produkte und wieviel davon braucht es für eine optimale Hautpflege in der Krankenpflege, erwachte die nötige Aufmerksamkeit bei den pflegenden Personen.

Auf Grund dieses Wissens und dem gezielten Einsatz der Pflegeprodukte konnte der Verbrauch der konventionellen Pflegesalben von 2003 bis 2006 doch deutlich gesenkt werden. Der Verbrauch an Aromapflegeprodukten hingegen ist in diesem Zeitraum ungefähr gleich geblieben.

Die Anwendung der hochwertigen, pflanzlichen Produkte wird im täglichen Pflegeaufwand integriert, damit ist kein weiterer Zeitaufwand notwendig. Durch die gut gepflegte und geschützte Haut sind Folgeerscheinungen, wie z.B. Pilzinfektionen oder Intertrigo, rückläufig.

Mit sinnvollen Pflegeanwendungen, einer gut überschaubaren Produktpalette und einer straffen Organisation halten sich die Kosten der Aromapflege auch für ein Akutkrankenhaus im Rahmen.

➤ Donauspittal – Sozialmedizinisches Zentrum Ost, Abteilung für Anästhesiologie und Intensivmedizin

Vorstand der Abteilung Univ.-Prof. Dr. Walter Klimscha, Stationsleitung DGKS Anita Wammerl

Im Mai 2004 konnte ich mit Hilfe von Prof. Klimscha ein Aromapflegeseminar für unsere Station im Donauspital organisieren. Dazu war auch eine Mitarbeiterin von der Apotheke eingeladen. Bei diesem 2-tägigen Seminar wurden uns die Grundbegriffe und wertvolle Tipps für den Einsatz ätherischer Öle vermittelt. Begeistert haben wir diese Möglichkeit aufgegriffen, um für unsere Patienten und auch für uns etwas Positives tun zu können.

Durch die Teilnahme von Frau Mag. Nemec aus der Apotheke konnten wir auch ohne Probleme die erforderlichen ätherischen Öle und Basisöle bestellen.

Derzeit benützen wir folgende ätherischen Öle:

- Zitrone, Orange, Pfefferminze, Rose, Geranie, Lavendel, Teebaum und Bergamotte

Ätherische Öle verwenden wir:

- zur Raumbeduftung
- als fiebersenkende Maßnahme
- zur Beruhigung
- zur Belebung
- bei Übelkeit
- im Waschwasser für die Ganzkörperwaschung

Außerdem gibt es von der Apotheke vorgefertigte Mischungen:

- Aroma-Einreibung für Bettlägerigkeit
- Aroma-Einreibung für Unruhe
- Aroma-Einreibung für trockene Haut

▸ NÖ Landespflegeheim Schlosspark Vösendorf

DGKS Veronika Heftberger, Akademische Leiterin des Pflegedienstes

Ätherische Öle – Schafgarbe und Rosengeranie zur Raumbeduftung im Verabschiedungsraum:

Das Sterben ist ein natürlicher Bestandteil des Lebens und kein Mensch ist davon ausgenommen. Darum soll dieser Abschnitt in einer angemessenen Umgebung seinen Platz haben. Es ist mir wichtig, eine würdevolle Atmosphäre zu schaffen, in der es Menschen möglich ist, von ihrem verstorbenen Angehörigen Abschied zu nehmen und erste Trauer zu erleben. Bei diesen Momenten im Leben, die uns tief im Herzen berühren, wollte ich versuchen, durch die Anwendung von den ätherischen Ölen der Rosengeranie und Schafgarbe, ein entspannendes, stärkendes, herztröstendes, wärmendes und wohlriechendes Raumklima zu schaffen.

Da Rosengeranie unterstützend auf das Loslassen von Gefühlen und Schafgarbe stabilisierend in Lebenskrisen wirkt, benutze ich diese ätherischen Öle zur Raumbeduftung unseres Verabschiedungsraumes. Erweiternd setze ich diese ätherischen Öle bereits in der Sterbephase ein, und die angenehme entspannte Atmosphäre wird mir von den Angehörigen aber auch von den Pflegepersonen als sehr positiv rückgemeldet.

Das Einsetzen der ätherischen Öle beeinflusst durch diese Duftunterstützung Angehörige, Ärzte, Pflegepersonen und Personen der Bestattung in der Wahrnehmung der Situation und lässt diese positiver erleben.

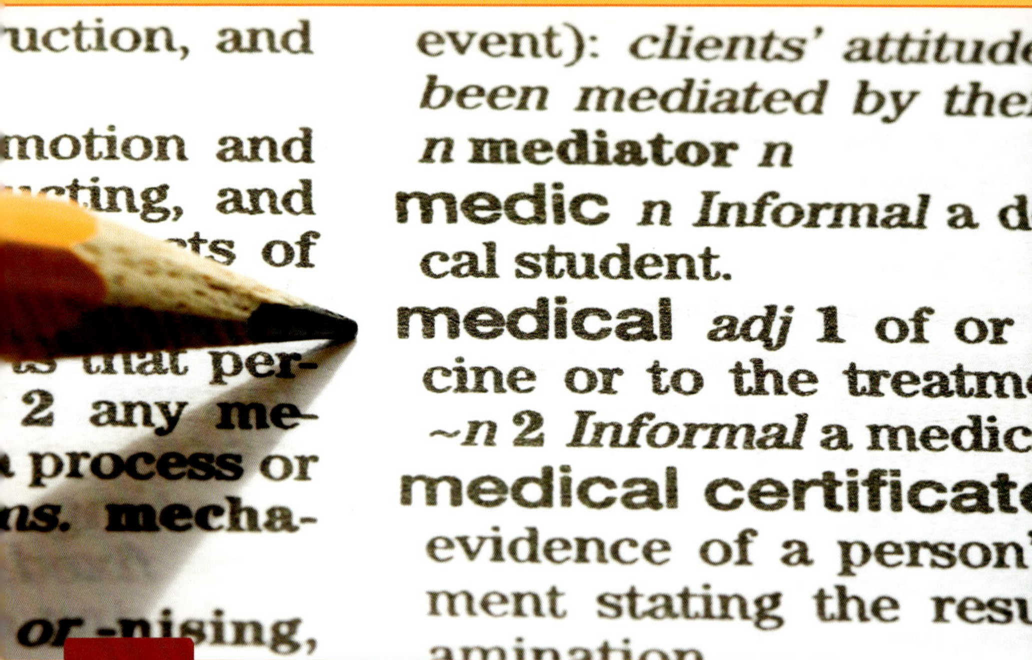

9 ANHANG

9.01 | SACHWORTVERZEICHNIS

A

adsorbiert – anlagern

adstringierend – zusammenziehend, regt das lebende Gewebe zur Kontraktion an, dadurch auch eine entzündungshemmende Wirkung, vor allem der Schleimhäute

Anosmie – Verlust des Geruchsinnes

anti – gegen, entgegen, wider

antiallergisch – verhindert allergische Reaktionen bzw. gegen Symptome die bei allergischen Reaktionen auftreten

antibakteriell – gegen Bakterien wirksam (Strepto-, Staphylo-, Pneumokokken usw.)

antiemetisch – gegen Erbrechen bzw. Übelkeit wirksam

antihistaminisch – durch Blockierung der Histaminrezeptoren in den Geweben wird die Wirkung von Histamin verhindert bzw. abgeschwächt, dadurch in vielen Fällen z.B. juckreizlindernde Wirkung

antikoagulierend – die Gerinnung des Blutes verhindernd

antimykotisch – gegen Pilzwachstum, fungistatisch oder fungizid

antiparasitär – gegen Schmarotzer wirksam

antiphlogistisch – entzündungshemmend

antiseptisch – keimtötend, keimwidrig, Hemmung bzw. Vernichtung der Infektion

antiviral – gegen Wachstum und Vermehrung von Viren

aphrodisierend – sinnlich (die Liebe betreffend), stimulierend, stärkend

Aromatogramm – Kultur der Krankheitserreger anlegen und testen, welches ätherische Öl (oder Mischung) diese Keime am besten hemmt oder abtötet. Ähnlich dem Prinzip des Antibiogramms.

aquaretisch wirksam – Wasserausscheidung über die Niere ohne Mineralstoffverlust

authentisch – unverfälscht, echt

B

bakterizid – Bakterien abtötend

bakteriostatisch – die Vermehrung der Bakterien vermindernd

C

choleretisch – stimuliert die Gallenproduktion in den Leberzellen

cutan – auf die Haut

c.t. – Chemotyp, auch als C.T. oder CT, weist auf den Hauptanteil eines bestimmten biochemischen Inhaltsstoffes z.B. Rosmarin c.t. 1,8-Cineol der Pflanze bzw. des ätherischen Öles hin

D

Dekubitus – Wundliegen durch mangelhafte Gewebsernährung

E

Emulgator – Substanz mit hydrophilen und lipophilen Eigenschaften zum Emulgieren von Flüssigkeiten

Emulsion – instabile physikalische Mischung von zwei oder mehreren ineinander nicht löslichen Flüssigkeiten

epithelisierend – überwachsen von Wunden durch Epithelzellen, Bildung von Narbengewebe sprich Wundheilungsprozess anregend

F

fungistatisch – Vermehrung von Pilzen verhindernd

fungizid – pilzabtötend

G

genuin – natürliche ätherische Öle einer botanisch definierten Pflanze in der ursprünglichen Form, nicht rektifizierte, gemischte oder verschnittene Öle

GuKG – Gesundheits- und Krankenpflegegesetz

H

Haematom – Bluterguß

Hydrolate – sind die Kondensate, welche bei der Wasserdampfdestillation entstehen, somit Nebenprodukte des Destillationsprozesses. Sie enthalten in der Hauptsache die hydrophilen (wasserlöslichen) Bestandteile der Pflanze

hydrophob – nicht wasserlöslich, wasserabweisend

hydrophil – wasserlöslich, wasseranziehend

Hypertonie – Bluthochdruck

I

immunstimulierend – die eigene Körperabwehr (Immunabwehr) anregend, aktivierend

Ischialgien – Schmerzen im Versorgungsbereich des Ischiasnerv

K

Kapillare – kleinstes Blutgefäß

Klimakterium – Wechseljahre, Menopause

komplementär – ergänzend, unterstützend

L

lokalanästhetisch wirksam – örtliche Schmerzempfindlichkeit betäubend bzw. reduzierend

litholytisch – Steine auflösend (Gallen-, Nierensteine,...)

N

Neuralgien – Schmerzsyndrome, die auf das Ausbreitungsgebiet eines Nerven begrenzt sind

O

officinalis – im Arzneimittelbuch anerkanntes Heilmittel, in der Medizin verwendet

obstruktive Ventilationsstörung – Störung der Lungenbelüftung, Erhöhung des endobronchialen Strömungswiderstandes (z.B. bei chronischer Bronchitis oder Bronchospasmus bei Asthma bronchiale) mit inhomogener Belüftung der Alveolen und zunehmender Lungenüberblähung

oral – Aufnahme über den Mund

Oxidationsprozeß – Verbindung eines Elementes mit Sauerstoff

P

Pädiatrie – Kinderheilkunde

percutan – durch die Haut

Physiologie – die Lehre der normalen Lebensfunktionen des Köpers

Phytotherapie – ist ein Bestandteil der naturwissenschaftlich orientierten Schulmedizin. Behandlung und Vorbeugung von Krankheiten und Befindlichkeitsstörungen durch Pflanzen, Pflanzenteile und deren Zubereitungen

Phythopharmaka – müssen die Anforderungen des Arzneimittelgesetzes hinsichtlich Qualität, Wirksamkeit und Unbedenklichkeit erfüllen. Sie haben meist eine große therapeutische Breite und oft weniger Nebenwirkungen als synthetisch hergestellte Arzneimittel.

phototoxisch – Kontakt mit Sonnenlichteinwirkung führt zu einer Hyperpigmentierung der Haut, unter anderem hervorgerufen durch die Anwendung von speziellen Inhaltsstoffen in Kosmetikprodukten, furocumarinhaltiger ätherischer Öle wie z.B. Zitrusöle, vor allem Bergamotte

Prophylaxe – vorbeugende Maßnahmen

R

Resinoide – mit Lösungsmittel extrahierte Harze

S

spasmolytisch – krampflösend

U

Urogenitaltrakt – Harnwege und Geschlechtsorgane

V

vegetativ – das vegetative/autonome Nervensystem betreffend

venentonisierend – venenstärkend

9.02 | BILDNACHWEIS

➤ © FARFALLA ESSENTIALS

Seite 62, 70, 74, 76 und 78

➤ © FINK, MARLENE

Seite 119

➤ © FOTOGRAFIC EDWIN HEGER

Seite 118 (oben)

➤ © FOTOGRAFIE KATHARINA ZIEGLER

Cover, Seite 8, 12, 14, 17, 19, 20, 21, 22, 23, 24 und 118 (unten)

➤ FOTOLIA.COM (Bilddatenbank)

Seite 4 - © Hannes Eichinger, Seite 34 - © matttilda, Seite 42 - © Fotocie, Seite 61 - © Luke Heffeman, Seite 66 (unten) - © Stèphane Rèthorè, Seite 71 - © Mauro Rodrigues, Seite 73 - © pumbicraig, Seite 81 - © Kelly Hoffart, Seite 82 (unten) - © Grischa Georgiew, Seite 84 - © Alexey Stiop, Seite 92 - © Alexander Maier, Seite 96 - © flucas, Seite 99 - © pornpimon jirachaisopit, Seite 100 - © Mehmet Dilsiz, Seite 108 - © Christopher Walker,

➤ © AGENTUR GRASL

Seite 52, 53, 57, 53, 56, 64 (unten), 65, 66 (oben), 68, 69, 75 (oben), 79, 80, 82 (oben) und 89

➤ © JAGEL, ARMIN (Botanischer Garten der Ruhr-Universität Bochum)

Seite 67

➤ © L'AROME - DOROTHEA HAMM

Seite 59 und 60

➤ © LAVENDELFOTO (Pflanzenarchiv)

Seite 72 und 93

➤ © PIXELIO.DE (Bilddatenbank)

Seite 64 (oben), 75 (unten) und 91

➤ © WALA

Seite 94

➤ © WERNER, MONIKA

Seite 58 und 77

9.03 | LITERATURNACHWEIS, BÜCHEREMPFEHLUNGEN

- **PRAXIS AROMATHERAPIE**
  Braunschweig, Ruth von und Werner, Monika | Haug Verlag | 2006

- **LAVENDEL, TEEBAUM UND MANUKA**
  Braunschweig, Ruth von | Gräfe und Unzer Verlag | 1998

- **PFLANZENÖLE, 30 STARKE HELFER FÜR DIE GESUNDHEIT**
  Braunschweig, Ruth von | Gräfe und Unzer Verlag | 2002

- **PFLANZENÖLE - QUALITÄT, ANWENDUNG UND WIRKUNG**
  Braunschweig, Ruth von | Stadelmann Verlag | 2007

- **HEILPFLANZEN IN DER PFLEGE**
  Bühring, Ursel und Sonn, Annegret | Sonntag Verlag | 2004

- **PRAXIS-LEHRBUCH DER MODERNEN HEILPFLANZENKUNDE**
  Bühring, Ursel | Sonntag Verlag | 2005

- **AROMATHERAPIE VON A-Z**
  Davis, Patricia | Goldmann Verlag | 2002

- **DAS WISSEN UM DIE HEILKRÄFTE DER ÄTHERISCHEN ÖLE**
  Enz, Margrit | Joy Verlag | 2004

- **HIMMLISCHE DÜFTE**
  Fischer-Rizzi, Susanne | AT Verlag | 2002

- **IMMER DER NASE NACH**
  Jermann, Iris | Someo Verlag | 1994

- **ÄTHERISCHE ÖLE FÜR BEAUTY UND WELLNESS**
  Kettenring, Maria | Ludwig Verlag | 2003

- **AROMAÖLE**
  Lawless, Julia | Scherz Verlag | 1996

- **DAS GROSSE BUCH DER HEILPFLANZEN**
  Pahlow, Manfred | Bechtermünz Verlag | 2000

- **DAS ÖLBUCH - PFLANZENÖLE KOMPAKT ERKLÄRT**
  Pohl, Sabine | Selbstverlag | 2001

- **AROMATHERAPIE**
  Price, Shirley und Len | Hans Huber Verlag | 2003

- PSCHYREMBEL - Klinisches Wörterbuch
  Verlag de Gruyter | 256. Auflage
- PSCHYREMBEL - Wörterbuch Naturheilkunde
  Gondrom Verlag | 1998
- PFLEGETHEMA: WICKEL UND AUFLAGEN
  Sonn, Annegret | Thieme Verlag | 2004
- DIE HEBAMMEN-SPRECHSTUNDE
  Stadelmann, Ingeborg | Stadelmann Verlag | 2005
- BEWÄHRTE AROMAMISCHUNGEN
  Stadelmann, Ingeborg | Stadelmann Verlag | 2006
- AROMATHERAPIE WISSENSCHAFT - KLINIK - PRAXIS
  Steflitsch, Wolfgang und Michaela | Springer Verlag | 2007
- WOHLTUENDE WICKEL
  Thüler, Maya | Selbstverlag-Worb | 9.Auflage | 2003
- AROMATHERAPIE
  Valnet, Jean | Heyne Verlag | 1986
- ÄTHERISCHE ÖLE FÜR WOHLBEFINDEN, SCHÖNHEIT UND GESUNDHEIT
  Werner, Monika | Gräfe und Unzer Verlag | 2000
- HANDBUCH AROMAPFLEGE
  Zeh, Katharina | Joy Verlag | 2005
- AROMATHERAPIE FÜR PFLEGE - UND HEILBERUFE
  Zimmermann, Eliane | Sonntag Verlag | 2006

- FACHJOURNALE VON FORUM ESSENZIA E.V.
  Rosmarin, Duftende Favoriten, Lavendel, Aromapflege, Pflanzenöle
  Forum für Aromatherapie und Aromapflege
- SEMINARUNTERLAGEN UND SKRIPTEN
  Buchmayr, Bärbl
- SEMINARUNTERLAGEN UND SKRIPTEN
  Deutsch, Evelyn
- SEMINARUNTERLAGEN UND SKRIPTEN
  Fink, Marlene

9.04 | BEZUGSADRESSEN

▸ EVELYN DEUTSCH

Aromapflegeprodukte für den Einsatz im Gesundheits-, Krankenpflege, Sozial- und Privatbereich
Alte Strasse 15
A-6600 Pflach
Tel: +43/(0) 664/ 143 38 71
E-Mail: info@aromapflege.at
www.aromapflege.at

▸ BÄRBL BUCHMAYR

Fertigung und Vertrieb von Wickeltüchern und Wickelzusätzen, ätherische Öle
Unterhaunsberg 10 A
A-5142 Eggelsberg
Tel: +43/(0) 7748/ 32376
E-Mail: office@baerbl-buchmayr.com
www.baerbl-buchmayr.com

▸ ARTE VERDE DUFTMANUFAKTUR

Gea Lüftenegger
Ätherische Öle und Aromapflegeprodukte
Wingatweg 6
A-6832 Röthis
Tel: +43/(0) 05522/ 42587
E-Mail: info@arteverde.at
www.arteverde.at

▸ CHAMPOL

Sabine Pohl
Naturbelassene Pflanzenöle, frisch gepresst
Victor-Mezger-Straße 9
D – 88662 Überlingen
Tel: +49/(0) 7551/ 3013-27
E-Mail: info@champol.de
www.champol.de

▸ FARFALLA ESSENTIALS

Ätherische Öle, Räucherwaren und Naturkosmetik

Schweiz
Florastrasse 18
CH - 8610 Uster
Tel: +41/(0) 449059900
E-Mail: info@farfalla.ch

Österreich
Kapfstrasse 52a
A - 6805 Feldkirch
Tel: +43/(0) 5522/ 76137
E-Mail: info@farfalla.eu

Deutschland
Bregenzer Strasse 162
D - 88131 Lindau
Tel: +49/(0) 180/ 576 1370
E-Mail: info@farfalla.eu
www.farfalla.ch / www.farfalla.eu

▸ DR. HAUSCHKA KOSMETIK (WALA)
Naturkosmetik
Dorfstr. 1
D - 73087 Bad Boll/ Eckwälden
Tel: +49/(0) 7164/ 93 00
www.dr.hauschka.de

▸ L'AROME AROMATHERAPIE
Dorothea Hamm
Herstellung, Handel und Vertrieb von Aromapflege und Kosmetikprodukten
Karlstrasse 97
D - 76137 Karlsruhe
Tel: +49/(0) 721/ 357521
E-Mail: info@larome.de
www.larome.de

▸ NEUMOND DÜFTE DER NATUR
Ätherische Öle, Naturkosmetik und AQUAROMA
Gewerbegebiet 2
D - 82399 Raisting
Tel: +49/(0) 8807/ 940800
E-Mail: info@neumond.de
www.neumond.de

Vertrieb Österreich
Bitto - Natürlich zum Wohlfühlen
Kalzitstrasse 15
A - 4611 Buchkirchen
Tel: +43/(0) 7243/ 54560
E-Mail: office@neumond.at
www.neumond.at

▸ PRIMAVERA LIFE
Ätherische Öle und Naturkosmetik
Am Fichtenholz 5
D - 87477 Sulzberg
Tel: +49/(0) 8376/ 808-0
E-Mail: info@primavera-life.de
www.primavera-life.de

▸ ROTTALER AROMAÖLE
Ätherische Öle
Georg Effner
Baron-Reeder-Straße 35
D – 843337 Schönau
Tel: +49/(0) 8726/ 967961
www.rottaloele.de

▸ SUISSESSENCES
Pflegeprodukte aus Schweizer Landwirtschaft
Ätherische Öle
Daitingenstrasse 31
CH – 3380 Wangen an der Aare
Tel: +41/(0) 32631/ 1667
E-Mail: info@suissessences.ch
www.suissessences.ch

▸ WADI
Prof. Wabner
Ätherische Öle und Fertigprodukte
Bahnhofstrasse 55c
D - 85375 Neufahrn
Tel: +49/(0) 8165/ 973780
www.etherischeoele.de

▸ WELEDA
Körperpflege und Arzneimittel
Möhlerstrasse 3
D – 73525 Schwäbisch Gmünd
Tel: +49/(0) 7171/ 919 414
www.weleda.de

9.05 SEMINARADRESSEN

➤ BÄRBL BUCHMAYR
Unterhaunsberg 10 A
A - 5142 Eggelsberg
Tel: +43/(0) 7748/ 32376
E-Mail: office@baerbl-buchmayr.com
www.baerbl-buchmayr.com

➤ EVELYN DEUTSCH
Alte Straße 15
A - 6600 Pflach/Tirol

SEMINARZENTRUM WIEN
Glasauergasse 15
A - 1130 Wien
Mobil: +43/(0) 664/ 143 3871
E-Mail: info@aromapflege.at
www.aromapflege.at

➤ MARLENE FINK
Eisengasse 19a
A - 6850 Dornbirn
Tel: +43/(0) 676/ 3104185
E-Mail: aromapflege@marlene-fink.at
www.marlene-fink.at

➤ STUDIENKREIS ARTE VERDE
Netzwerk für Aromapflege, Aromatherapie & Aromakultur
Wingatweg 6
A - 6832 Röthis/Vorarlberg
Tel: +43/(0) 05522/ 42587
E-Mail: info@arteverde.at
www.arteverde.at

➤ AUGUSTINUM STIFTSKLINIK MÜNCHEN
Frau Monika Volkmann
Tel: +49/(0) 7097/ 1119-1120
E-Mail: ibf@med.augustinum.de
www.augustinum-kliniken.de

➤ ARVEN
Schule für Heilpflanzenkunde, Aromatherapie und Wildniswissen
Susanne Fischer-Rizzi
Postfach 24
D - 87475 Sulzberg
E-Mail: info@susanne-fischer-rizzi.de
www.susanne-fischer-rizzi.de

➤ FARFALLA ESSENTIALS
Florastrasse 18
CH - 8610 Uster
Tel: +41/(0) 449059900
E-Mail: info@farfalla.ch
www.farfalla-seminar.ch

➤ PRIMAVERA LIFE
Am Fichtenholz 5
D - 87477 Sulzberg
Tel: +49/(0) 8376/ 808-0
E-Mail: seminare@primavera-life.de
www.primavera-life.de

➤ AKADEMIE FÜR GESUNDHEITSBERUFE - ÖSTERREICHSICHER GESUNDHEITS- UND KRANKENPFLEGEVERBAND (ÖGKV)
Landesverband Steiermark
Nothelferweg 20
A - 8021 Graz
Tel: +43/(0) 316/ 577151
E-Mail: office.stmk@oegkv.at
www.oegkv.at

9.06 VORSTELLUNG DER AUTORINNEN

➤ BÄRBL BUCHMAYR

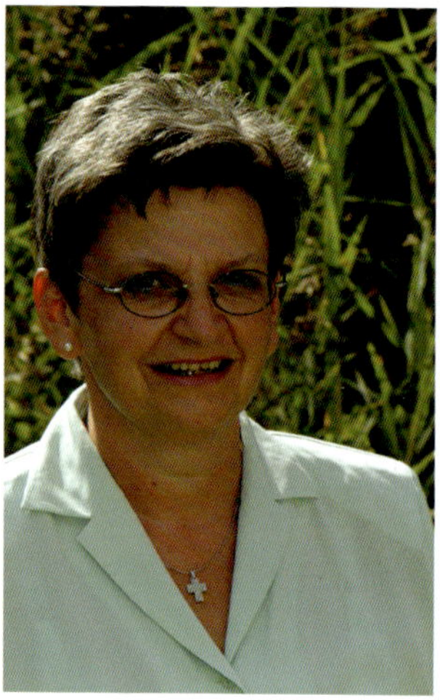

DKKS, Wickelfachfrau, Aromapflegeexpertin und Fußreflexzonentherapeutin

Seit mehr als 15 Jahren ist sie in Ö, D, I und CH Referentin und Lehrbeauftragte für komplementäre Pflegemethoden, Vortragende bei Kongressen und Symposien im In- und Ausland und Autorin von Beiträge in Kongress- und Fachzeitschriften. Von 2001 bis 2006 war sie mit dem Aufbau und der Leitung der mobilen Kinderkrankenpflege im Hilfswerk Salzburg betraut. Sie ist in Spitälern und Altenheimen in der Beratung/Projektleitung bei der Einführung komplementärer Pflegemethoden tätig und hat die fachliche Leitung der Weiterbildung „Aromapflege" beim ÖGKV. Sie ist Vorstandsmitglied der ÖGwA, des BKKÖ sowie des Int. Fachgremiums für Wickel und Kompressen. Die Expertin bietet sowohl Fachvorträge/Seminare für Pflegepersonal, als auch Gesundheitsberatung für Unternehmen und Kurse für Privatpersonen an. Ergänzend dazu bietet sie ein hochwertiges Produktsortiment an.

www.baerbl-buchmayr.com

➤ EVELYN DEUTSCH

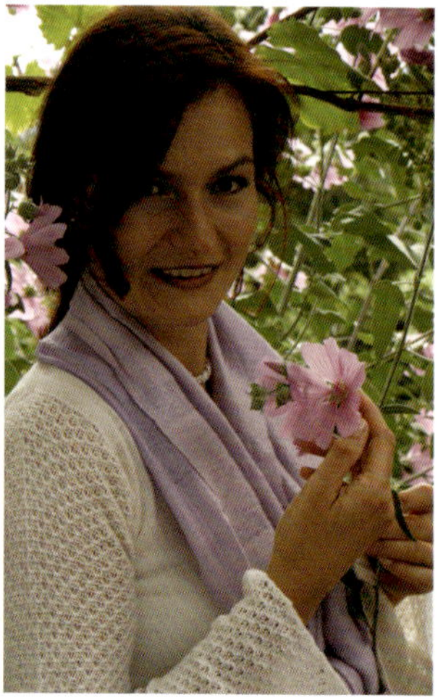

Drogistin, DGKS, Heilkräuterfachfrau, Aromatologin und Gesundheitsberaterin

„Zurück zur Natur, bringt uns der Gesundheit einen Schritt näher" ist nicht nur ein Zitat von Evelyn Deutsch, sondern auch Ihre Philosophie. Sie ist gelernte Drogistin, diplomierte Krankenschwester, geprüfte Aromatologin, praktizierende Gesundheitsberaterin sowie erfahrene Heilkräuterfachfrau. Seit 1999 veranstaltet Sie als selbständige Referentin Fachseminare über den Einsatz ätherischer Öle in der Kranken- und Intensivpflege, sowie im Privatbereich, zeichnet für die Einführung der Aromapflege in zahlreichen Kranken- und Pflegeeinrichtungen verantwortlich und bringt seit kurzem eine eigene Aromapflegeserie unter ihrem Namen auf den Markt. 2006 hat sie in Wien ihr eigenes Seminarzentrum eröffnet und wurde zur stellvertretenden Vorsitzenden der Österreichischen Gesellschaft für wissenschaftlich angewandte Aromatherapie und Aromapflege gewählt.

www.aromapflege.at

▸ MARLENE FINK

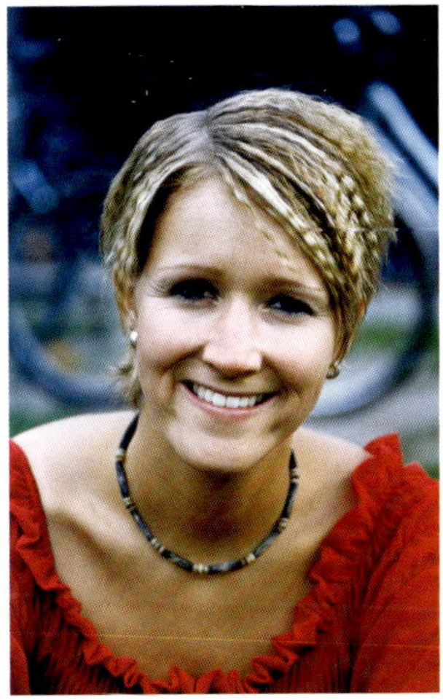

Aromakologin, freiberufliche DGKS und Mutter

Sie arbeitete von 1993 bis 2005 als DGKS in der Kinder- und Jugendheilkunde und auf internistischen Stationen im LKH Bregenz. Seit ihrer Ausbildung zur Aromapflege-Expertin bei Forum Essenzia 1998/99 geht sie neue Wege als Referentin, sowie in der Gesundheitspflege und -beratung.

Ihre Themen sind vor allem Aromapflege-Basiswissen, natürliche Hautpflege, Aromamassagen und Kinder-Aromapflege. Sie leitete die Aromapflege im LKH-Bregenz von 1999-2004 und begleitet seither diverse Gesundheitseinrichtungen beim Aufbau der Aromapflege. Sie engagiert sich für die Vernetzung und den Austausch im deutschsprachigen Raum (Beiträge in Fachzeitungen, Arbeitskreise Vorarlberg und Österreich, Newsletter, Vorträge bei Symposien und Tagungen, Mitorganisation von Aromapflege-Ausbildungen in Vorarlberg).

www.marlene-fink.at

▸ BÄRBL BUCHMAYR
Unterhaunsberg 10 A
A - 5142 Eggelsberg
Tel: +43/(0) 7748/ 32376
E-Mail: office@baerbl-buchmayr.com
www.baerbl-buchmayr.com

▸ MARLENE FINK
Eisengasse 19a
A - 6850 Dornbirn
Tel: +43/(0) 676/ 3104185
E-Mail: aromapflege@marlene-fink.at
www.marlene-fink.at

▸ EVELYN DEUTSCH
Alte Straße 15
A - 6600 Pflach/Tirol
SEMINARZENTRUM WIEN
Glasauergasse 15
A - 1130 Wien
Tel: +43/(0) 664/ 143 38 71
E-Mail: info@aromapflege.at
www.aromapflege.at

9.07 | VORSTELLUNG WICHTIGER MITWIRKENDER PERSONEN

▶ Co-Autorinnen und Autoren

Mit der Idee, einen Leitfaden für den Einsatz ätherischer Öle in Gesundheits-, Krankenpflege und Sozialberufen zu schaffen, haben die drei Autorinnen vor einiger Zeit Pflegefachleute aus ganz Österreich zu einigen Treffen gebeten. Es hat sich daraus eine Fachgruppe aus 14 Aromapflege-Experten/innen bzw. Aromakologen/innen gebildet, die das Grundgerüst dieses Aromapflegehandbuches mitentwickelt und Ihr Wissen eingebracht haben.

Für die fachkundige Mitarbeit und das große Engagement möchten sich Bärbl Buchmayr, Evelyn Deutsch und Marlene Fink ganz herzlich bei

- **Ulli Becker**
  (DGKS | Gesundheits- und Krankenpflegeschule Feldkirch | Vorarlberg)
- **Doris Folda**
  (DGKS | Krankenhaus der Barmherzigen Brüder St. Veit an der Glan | Onkologie | Kärnten)
- **Michael Gimplinger**
  (DGKP | Wagner Jauregg Krankenhaus Linz | Neurochirurgischer OP | Oberösterreich)
- **Elisabeth Grobauer**
  (DGKS | Unfall-Krankenhaus Salzburg | Intensivstation | Salzburg)
- **Gabriele Huber**
  (DGKS | Krankenhaus Dornbirn | Gynäkologie | Vorarlberg)
- **Susanne Lehner**
  (DGKS | Sozial- und Gesundheitssprengel Rum | Tirol)
- **Katharina Meisinger**
  (Altenfachbetreuerin | Altenheim St. Florian | Oberösterreich)
- **Barbara Milfeit**
  (DGKS | Universitätsklinik Innsbruck | Psychiatrie | Tirol)
- **Christa Schöngrundner**
  (DGKS | Krankenhaus Neunkirchen | Anästhesie | Niederösterreich)
- **Barbara Starkbaum**
  (DGKS | Universitätsklinik Innsbruck | Psychiatrie |Tirol)
- **Maria Weiß**
  (DGKS | Krankenhaus der Barmherzigen Brüder St. Veith an der Glan | Intensivstation | Kärnten)

bedanken!

➤ Prof. Mag. Dr. iur. Gertrude Allmer, DGKS

ist Gesundheits- und Pflegerechtsexpertin, Riskmanagerin, Unternehmensberaterin und Juristin, Univ./FH - Lektorin, u.a. an der Universität für Weiterbildung Krems, an der Medizinischen Universität Graz und an der WU-Wien, ist akad. gepr. Lehrerin für Gesundheits- und Krankenpflege, allgemein beeidete und gerichtlich zertifizierte Sachverständige für Gesundheits- und Krankenpflege, Berufskunde, Arbeitstechnik und Betriebsorganisation, Planung, Ausbildung und Führung von Führungskräften.

➤ Univ.-Prof. Dr. Mag. Gerhard Buchbauer

ist Vorstand des Departments für Klinische Pharmazie und Diagnostik der Fakultät für Lebenswissenschaften der Universität Wien. Seine Foschungsschwerpunkte sind unter anderem die Riechstoff- und Aromastoffanalyse, die wissenschaftliche Aromatherapie sowie die biologische Wirkungen von Duftstoffen. Er ist Projektleiter einiger FWF-Forschungsprojekte, Mitglied einiger editorial boards, Mitglied mehrerer wissenschaftlicher Gesellschaften (z.B. Schweizer. Chemischen Gesellschaft, GÖCh, ÖPhG, ÖGPhyt.), Obmann der Arbeitsgruppe „Lebensmittelchemie, Kosmetik und Tenside" der GÖCh (2000-2004), Vorstandsmitglied der Österr. Gesellschaft für wissenschaftliche Aromatherapie und Aromapflege (ÖGwA).

➤ DGKS Christine Ecker

Präsidentin des Österreichischen Gesundheits- und Krankenpflegeverbandes, ist DGKS, MBA, MAS, Hygienefachkraft

➤ Univ.-Prof. Dr. Jürgen Osterbrink

ist Krankenpfleger. Er hat in Glasgow Pflegewissenschaft und Health promotion (Master on Nursing) und in Leuven, Belgien die Pflegewissenschaft und Public Health (Ph.D) studiert.

Er ist Vorstand des Instituts für Pflegewissenschaft an der Paracelsus Medizinischen Privatuniversität in Salzburg und Professor of Nursing an der University of North Florida, Jacksonville, USA.

➤ DGKS Cäcilia Petek

ist Landesvorsitzende der Steiermark und erweiterter Bundesvorstand des Österreichischen Gesundheits- und Krankenpflegeverbandes. Sie ist Gesundheitsmanagerin und Direktorin der Akademie für Gesundheitsberufe des ÖGKV LV Stmk.

9.08 | BEISPIEL EINES PFLEGESTANDARDS

Dieser Aromapflegestandard ist Grundlage zur Umsetzung der Aromapflege im Landeskrankenhaus Salzburg, Universitätsklinikum der Paracelsus Medizinischen Privatuniversität.

Wir möchten uns bei Frau PDL Margret Hader, akademisch geprüfte Leiterin des Pflegedienstes im Landeskrankenhaus und bei Frau Monika Petschenig, Stabstelle Qualitätsmanagement in der Pflege für die Bereitstellung des „Aromapflege-Standards " bedanken.

Wir möchten in diesem Zusammenhang darauf hinweisen, dass im Landeskrankenhaus Salzburg das „Emulgieren" von ätherischen Ölen und das „Mischen" von Aromapflegeprodukten auf den Stationen nicht erlaubt ist.

Weiters möchten wir darauf hinweisen, dass dieser Pflegestandard alle zwei Jahre aktualisiert wird.

Bei Fragen wenden sie sich bitte an die:

➤ UNIVERSITÄTSKLINIKUM DER PARACELSUS MEDIZINISCHEN PRIVATUNIVERSITÄT - LANDESKRANKENHAUS SALZBURG

Petschenig Monika, DGKS
Qualitätsmanagerin - Pflege
Müllnerhauptstrasse 48
A - 5020 Salzburg
Tel: +43/(0) 662/ 4482-2018
E-Mail: M.Petschenig@salk.at
www.salk.at

STANDARD		
Titel: **Aromapflege Anwendung und Rezepturen** Gültig ab: 2005 Gültig für: Diplomiertes Gesundheits -und Krankenpflegefachpersonal im St. Johanns - Spital (SJS) Version: 01	**SJS**	SALK SALZBURGER LANDESKLINIKEN

Definition

Die Aromapflege ist Teil der Pflanzenheilkunde. Sie beschäftigt sich mit der Anwendung von 100% naturreinen Pflegeprodukten wie ätherischen und fetten Ölen (Basis bzw. Trägeröle). Aromapflege fördert die Aktivität der Selbstheilungskräfte und verbessert das allgemeine körperliche und seelische Wohlbefinden.
Die Anwendung erfolgt über das **Riechen** und die **intakte Haut**!
Im Rahmen der Pflegeanamnese wird der Patient über die Möglichkeit der Anwendung der Aromapflege informiert, bzw. der Patient oder die Angehörigen werden nach den bevorzugten bzw. nicht bevorzugten Duft oder einer möglichen Allergie gefragt! Die Anwendung der Aromapflege ist in der Pflegedokumentation entsprechend zu planen!
Die Aromapflege ist ein Zusatzangebot zu den bereits vorhanden Pflegemitteln im SJS!

Herstellung

Die Aromapflegemischungen wurden von der Landesapotheke auf Empfehlung der Aromapflegeexpertin in Zusammenarbeit mit Dr. Beindl (Apotheker) hergestellt.
Es werden qualitativ hochwertige Basisöle und Ätherische Öle verwendet!
Genaue Zusammensetzung der einzelnen Produkte siehe Anhang!
Das Herstellen von ätherischen Ölmischungen und das Emulgieren auf der Station ist nicht erlaubt!

Lagerung

Generell sollen alle Aromapflegemischungen lichtgeschützt (keine direkte Sonneneinstrahlung) und bei Raumtemperatur (nicht über der Heizung) gelagert werden. Das Anbruchsdatum ist auf dem Flaschenetikett zu vermerken!
Haltbarkeit entsprechend dem Ablaufdatum> siehe Flaschenetikett!
Die Produkte dürfen nicht direkt beim Patienten verwahrt werden! (Ausnahme: Mundwasser)

Anwendung

Die Produkte können über einen Zeitraum von 10 Tagen täglich angewendet werden, dann ist eine Duftpause von mindestens 3 Tagen einzulegen.
Täglich dürfen maximal 3 verschiedene Anwendungsformen durchgeführt werden. (z. B. Waschen, Hautpflege, Duftfleckerl)
Bei Auftreten von unerwünschten Wirkungen, die in Zusammenhang mit der Anwendung von ätherischen Ölen gebracht werden könnten, ist die Anwendung unverzüglich abzusetzen. Dies ist entsprechend zu dokumentieren, und der Arzt ist zu verständigen! *Hinweis: Die Aromapflegeprodukte sind nur bei Erwachsenen, Jugendlichen und Kindern ab 8 Jahren zu verwenden!*

Erstellt von:	*Geprüft von:*	*Freigegeben von:*
Qualitätsmanagement Pflege, in Zusammenarbeit mit Aromapflegeexpertinnen und Apotheke SJS	Pflegedienstleitungen	Pflegedirektion
Verteiler: Stationäre Bereiche im St. Johannsspital		

STANDARD Titel: **Aromapflege Anwendung und Rezepturen** Gültig ab: 2005 Gültig für: Diplomiertes Gesundheits -und Krankenpflegefachpersonal im St. Johanns - Spital (SJS) Version: 01	**SJS**	SA LK SALZBURGER LANDESKLINIKEN

AROMAPFLEGEMISCHUNGEN IM SJS

SALZE für KÖRPERWÄSCHE

Sind fertige Mischungen von der Apotheke, Rezeptur siehe Beschreibung im Anhang!
ACHTUNG: EIN EMULGIEREN IST NICHT MEHR NOTWENDIG!

Produkt	***Anwendung***	***Dosierung***	***Indikation***	***Kontraindikation***
Badesalz erfrischend	Vollbad oder Teilwaschungen	2 Kaffeelöffel = ca.10g 1 Kaffeelöffel = ca. 5 g	anregend, erfrischend, konzentrations - fördernd	Keine, aufgrund der niedrigen Dosierung!
Badesalz beruhigend	Vollbad oder Teilwaschungen	2 Kaffeelöffel = ca. 10 g 1 Kaffeelöffel = ca. 5 g	angstlösend, ausgleichend, entspannend	Keine, aufgrund der niedrigen Dosierung!

***Hinweis**: Nach dem Vollbad, oder der Teilwaschung Abduschen bzw. Nachwaschen um das Salz zu entfernen. Rückfettung mit Hautpflegeölen, je nach Hautzustand des Patienten.*

PFLEGEÖLE

Sind fertige Mischungen von der Apotheke, Rezeptur siehe Beschreibung im Anhang!

Produkt	***Anwendung***	***Dosierung***	***Indikation***	***Kontraindikation***
Hautpflegeöl	Auf die feuchte Haut mit einen trockenen oder feuchten Waschlappen (je nach Wunsch des Patienten) auftragen. bzw. betroffene Stellen einreiben!	1 x pro Tag am ganzen Körper gering dosiert anwenden! Teilbereiche bis max.3xtägl. (z B. Fersen, etc.)	pflegend, nährend	Hauterkrankungen aller Art, Wunden
Erfrischendes Öl	– " –	– " –	anregend, erfrischend, konzentrations fördernd	Nicht abends anwenden!
Mutmacher Öl	– " –	– " –	angstlösend, ausgleichend, entspannend	Keine
Stressabbau Öl	– " –	– " –	stimmungs-aufhellend, ausgleichend	Erhöht die Lichtempfindlichkeit bei Sonnenbetrahlung

***Hinweis**: Die Pflegeöle dürfen aus dem Originalbehälter nicht umgefüllt werden! (z.B. in Spritze abfüllen)*

Erstellt von: Qualitätsmanagement Pflege, in Zusammenarbeit mit Aromapflegeexpertinnen und Apotheke SJS	*Geprüft von:* Pflegedienstleitungen	*Freigegeben von:* Pflegedirektion
Verteiler: Stationäre Bereiche im St. Johannsspital		

STANDARD		
Titel: **Aromapflege Anwendung und Rezepturen** Gültig ab: 2005 Gültig für: Diplomiertes Gesundheits -und Krankenpflegefachpersonal im St. Johanns - Spital (SJS) Version: 01	**SJS**	SALK SALZBURGER LANDESKLINIKEN

MUNDWASSER

Sind fertige Mischungen von der Apotheke, Rezeptur siehe Beschreibung im Anhang!

Produkt	*Anwendung*	*Dosierung*	*Indikation*	*Kontraindikation*
Mundwasser	bei jeder Mundpflege	unverdünnt ca. 20 ml pro Mundpflege	reinigend, erfrischend	Schleimhaut-läsionen

Hinweis: *Geöffnete Flasche darf nicht länger als 3 Tage verwendet werden, Flaschenetikett deshalb mit Anbruchdatum versehen!*

"DUFTFLECKERL"
INDIVIDUELLE DUFTANWENDUNG FÜR DEN PATIENTEN

Produkt	*Anwendung*	*Dosierung*	*Indikation*	*Kontraindikation*
Grapefruit	Patient bekommt den Tupfer zum Riechen!	1 Tropfen auf einen Tupfer bis zu 5 x täglich bei Bedarf	erfrischend, stimmungsaufhellend, appetitanregend	Allergie auf Citrusfrüchte, Generelle Abneigung gegen den Duft!
Lavendel fein	Patient bekommt den Tupfer zum Riechen!	1 Tropfen auf einen Tupfer bis zu 3 x täglich bei Bedarf	ausgleichend, entspannend, angstlösend	Generelle Abneigung gegen den Duft

***Hinweis**: Wird nur nach Wunsch des Patienten angewendet! Ätherisches Öl darf nicht auf Bettwäsche, Kopfkissen oder Kleidung geträufelt werden!*
*Darf im SJS **nicht** als Zusatz für die Körperwäsche oder für das Hautpflegeöl oder Mundwasser verwendet werden!*

Erstellt von:	*Geprüft von:*	*Freigegeben von:*
Qualitätsmanagement Pflege, in Zusammenarbeit mit Aromapflegeexpertinnen und Apotheke SJS	Pflegedienstleitungen	Pflegedirektion
Verteiler: Stationäre Bereiche im St. Johannsspital		

STANDARD		
Titel: **Aromapflege Anwendung und Rezepturen** Gültig ab: 2005 Gültig für: Diplomiertes Gesundheits -und Krankenpflegefachpersonal im St. Johanns - Spital (SJS) Version: 01	SJS	SALK SALZBURGER LANDESKLINIKEN

REZEPTUREN DER AROMAPFLEGEMISCHUNGEN IM ST. JOHANNS – SPITAL

BADESALZE FÜR WASCHUNGEN UND BÄDER
(1 KAFFEELÖFFEL = 5 GRAMM)

Badesalz erfrischend 200 g Natrium chloratum 30 gtt Rosmarin cineol 30 gtt Lavandin 20 gtt Zitrone	**Badesalz entspannend** 200 g Natrium chloratum 20 gtt Lavendel fein 20 gtt Bergamotte 6 gtt Jasmin 1 gtt Tonkabohne

PFLEGEÖLE

Hautpflegeöl 100 ml Mandelöl mit 2 gtt Karottensamen 7 gtt Lavendel fein 5 gtt Geranie 5 gtt Orange	**Erfrischendes Pflegeöl** 100 ml Mandelöl 5 gtt Rosmarin cineol 10 gtt Lavandin 3 gtt Zitrone 3 gtt Pfefferminze
Mutmacheröl 50 ml Mandelöl mit 1 gtt Litsea 2 gtt Lavendel fein 1 gtt Rose türkisch 100% 2 gtt Palmarosa 2 gtt Zeder	**Stressabbauöl** 50 ml Mandelöl mit 5 gtt Bergamotte 4 gtt Mandarine rot 3 gtt Benzoe Siam 1 gtt Rose türkisch 100% 2 gtt Tonkabohne
Mandelöl PUR Mandelöl ohne Zusätze	

MUNDWASSER

Mundwasser 1000 ml Aqua dest mit 2 gt Cajeput 1 gtt Zitrone 3 ml EtOH dil

Erstellt von: Qualitätsmanagement Pflege, in Zusammenarbeit mit Aromapflegeexpertinnnen und Apotheke SJS	*Geprüft von:* Pflegedienstleitungen	*Freigegeben von:* Pflegedirektion
Verteiler: Stationäre Bereiche im St. Johannsspital		

STANDARD		
Titel: **Aromapflege Anwendung und Rezepturen** Gültig ab: 2005 Gültig für: Diplomiertes Gesundheits -und Krankenpflegefachpersonal im St. Johanns - Spital (SJS) Version: 01	**SJS**	SALK SALZBURGER LANDESKLINIKEN

Schulung

Der Besuch einer Fortbildung ist empfehlenswert, um vertiefendes Wissen bzgl. Aromapflege zu erwerben! Diese Fortbildung wird von der Fort – und Weiterbildungsakademie, des Bildungszentrums der SALK regelmäßig angeboten!

Literaturquellen

- Handbuch Ätherische Öle / Katharina Zeh / Verlag Joy / ISBN: 3-928554-50-6
- Praxis Aromatherapie / Monika Werner und Ruth von Braunschweig / Verlag Haug / ISBN: 3-8304-7189-0
- Das Wissen um die Heilkraft der Ätherischen Öle / Margit Enz / Verlag Joy ISBN:3-928554-41-7
- Aromatherapie / Shirley Price und Len Price / Verlag Hans Huber / ISBN: 3-456-83440-3
- Fachjournale Forum Essenzia e.V./ Forum für Aromatherapie und Aromapflege (www.forum-essenzia.de) ISSN: 0943-5662
- Himmlische Düfte / Susanne Fischer -Rizzi / AT Verlag / ISBN: 3-85502-874-5

Erstellt von:	*Geprüft von:*	*Freigegeben von:*
Qualitätsmanagement Pflege, in Zusammenarbeit mit Aromapflegeexpertinnen und Apotheke SJS	Pflegedienstleitungen	Pflegedirektion
Verteiler: Stationäre Bereiche im St. Johannsspital		

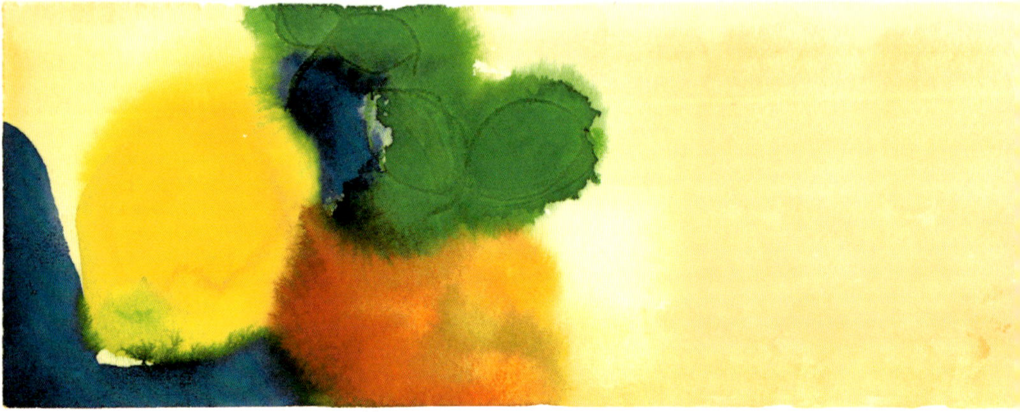

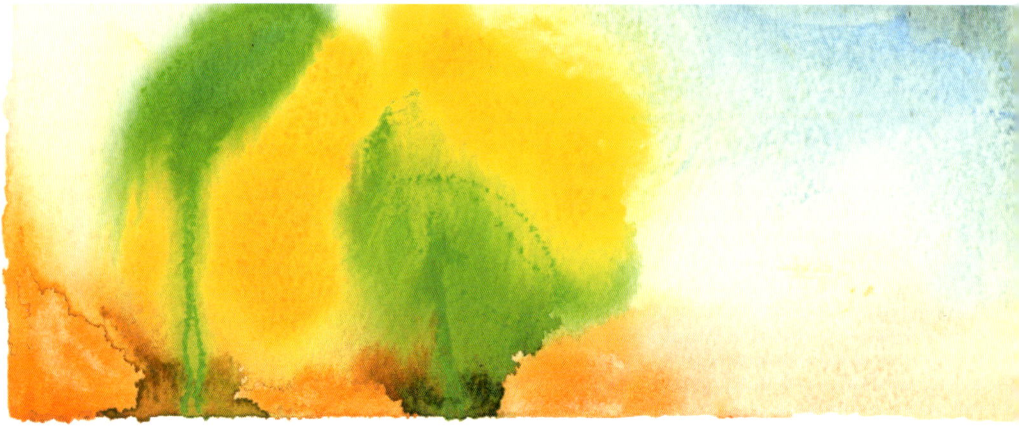